認知症の人の
気持ちと行動
がわかる本

［監修］
杉山孝博
川崎幸クリニック院長

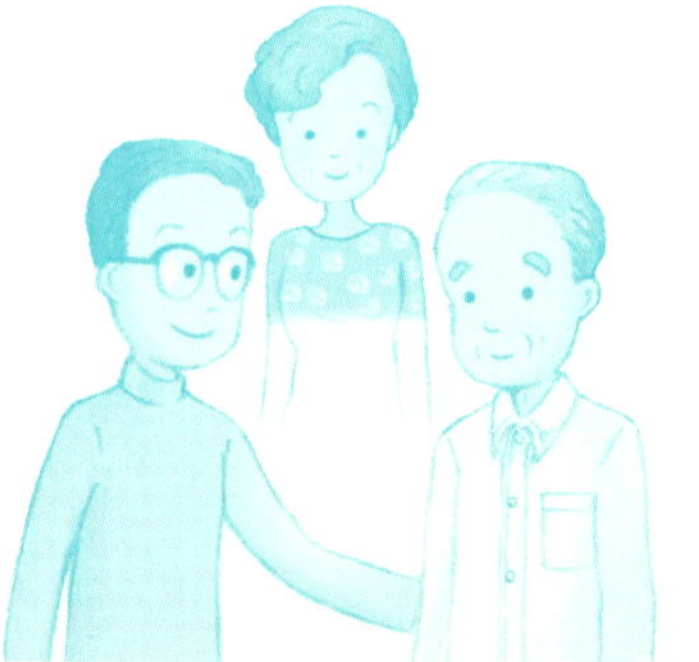

健康ライブラリー
プラス
講談社

まえがき

認知症の人の介護はトラブルが多く、一筋縄ではいかないのが現状です。家族の間や社会に対して、さまざまな問題をかかえこみ、経済的にも悩みがつきません。ときには、つらさのあまり、介護をギブアップしそうになるでしょう。

私が、介護者にいつも話すのは、「認知症の人がすんでいる世界を理解し、大切にしてください。その世界と現実とのギャップを感じさせないようにするのが、じょうずな介護です」ということです。じょうずな介護は、認知症の人にとっても介護者にとっても、ラクな介護です。

とはいえ、認知症と診断された人が、日々どのような世界で過ごしているのか、周囲の人にはなかなかわかりません。行動も不可解で、徘徊《はいかい》や火の不始末など、本人や周囲の人に危険が及ぶ行為もみられます。こういった行為が起こると介護者は常に気を張っていなくてはならず、疲労困憊《こんぱい》してしまいます。

認知症の人がなにを考え、どのような気持ちでそのような不可解な行動をしているのか、わからない……。それは私たちの「常識」からすれば、なのです。

認知症の人は、その人なりの世界で生きています。そこは、私たちの常識の基準とは少しずれている世界です。本書でも述べますが、「理性の世界」ではなく、「感情の世界」ですし、「現在の世界」ではなく「過去の世界」です。本人の世界にあてはめてみれば、どんな行動にもその人なりの気持ちや考えがあるとわかります。

いくら親でも、これまで一緒にすんでいた配偶者でも、認知症の人の気持ちや行動が理解できないと混乱するだけです。そこは、寝たきりなど他の高齢者介護と大きく違うところです。

では、認知症の人はどのような気持ちをもつのか。以前、公益社団法人「認知症の人と家族の会」(当時は「呆け老人をかかえる家族の会」)が、認知症の人の「思い」を調査したことがあります。そのデータをもとにまとめたのが、既刊の『認知症の人のつらい気持ちがわかる本』と、『認知症の人の不可解な行動がわかる本』です。本書はこの2冊をあわせ、新しい情報を加える形でリメイクした単行本です。

回答にあった言葉からは、イキイキとした気持ちが伝わってきます。本人の言葉や、家族が本人から聞いた言葉には、心配や不安、恐怖、そして周囲への感謝の気持ちなど、さまざまな思いがこめられています。本書では、その言葉をなるべく変えずに、「本人の気持ち」などに載せています。きっと読者のみなさまの想像以上に、認知症の人はいろいろな思いをもっていることがわかるでしょう。なお、ご家族の言葉も「周囲の気づき」などとして載せました。

認知症が進むと、本人から聞くことは難しくなります。なにも感じないのではなく、気持ちをうまく言葉にできないからです。そこで私は、症状の現れ方から本人の思考を推察し、「9つの法則」としてまとめました。本書では、その概要を第5章に解説してあります。本人のすんでいる世界を理解することができるでしょう。

知識は力になります。認知症と介護の正しい知識と情報を得て、じょうずな介護の方法や、利用できる社会制度・サービスを知りましょう。サービスを利用して息抜きしましょう。一日数時間でも介護から解放される時間は必要です。

認知症の人に話が通じず、いくら教えてもダメ。「いいかげんにしろ！」と怒鳴ってしまうようなとき、介護者は大混乱のなかにいます。そのようなときにデイサービスやショートステイを利用すると、認知症の人がいない間は、ほっとします。しかし、同じショートステイを利用するのでも、混乱の真っ最中なのか、認知症を理解したうえでなのかでは、大きく違います。なぜなら、混乱のなかにいる人はショートステイを利用している間も、「帰ってきたらまたたいへん」と穏やかになれません。一方、理解している人は心に余裕があり、「今は私が疲れているから利用しよう」「休めたから、帰ってきたら、もっとじょうずにみてあげよう」となります。同じ利用でも、意味や目的がまったく違い、そのあとの介護のたいへんさも大きく違ってきます。

認知症の人が、ときに暴力をふるうことがあります。サービスを利用できない理由になったりしますが、それには疑問を感じます。暴力をふるうと「見当識障害」「感情失禁」などと言われることがありますが、そういう言葉にしたら、本人の人格はまったくなくなってしまいます。暴力は、周囲へのリアクションです。同じ状況に置かれたら、認知症の人でなくても同じような反応をするはずです。知らない人に、聞いた覚えのないことで責められたり、バカにされたりしても、自分の言うことは無視される——それでは、怒るのも当然でしょう。

私のところへは、介護の悩みやトラブルについての相談がたくさん寄せられます。そのなかに、認知症の人と介護者との、お互いに思いやる心を感じることも多くあります。人と人とのかかわりで、もっとも基本的で重要なのは、「思いやり」ではないでしょうか。認知症の人がすんでいる世界を理解しようという気持ちは、本人に対する思いやりから生まれます。認知症の人は言葉では表せないでしょうが、きっとその思いやりにこたえてくれるはずです。

社会医療法人財団石心会理事長
川崎幸クリニック院長
公益社団法人認知症の人と家族の会神奈川県支部代表
杉山孝博

認知症の人の気持ちと行動がわかる本
もくじ

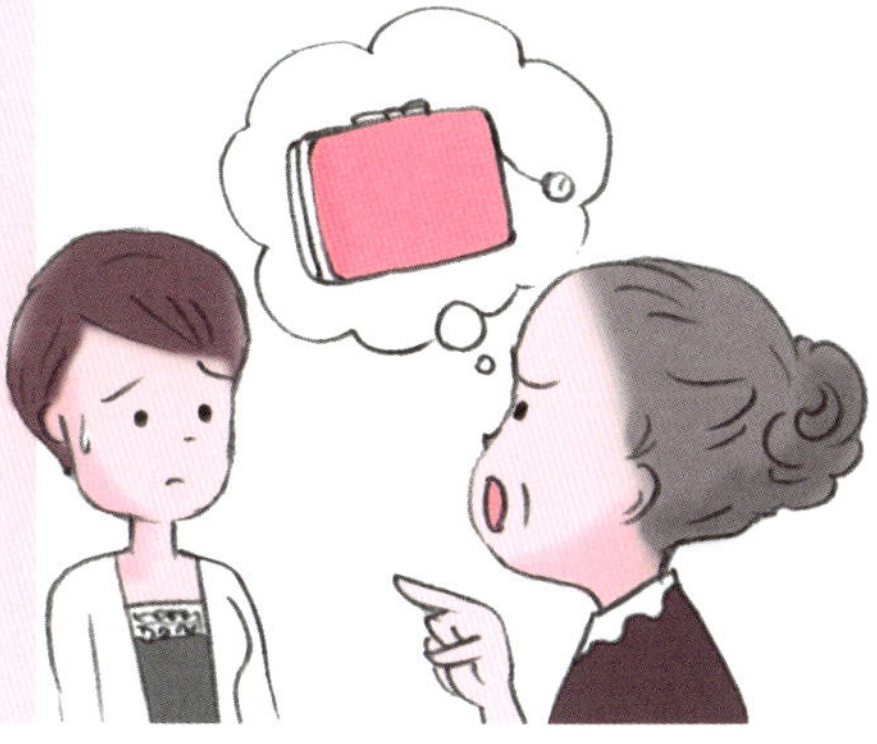

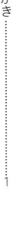

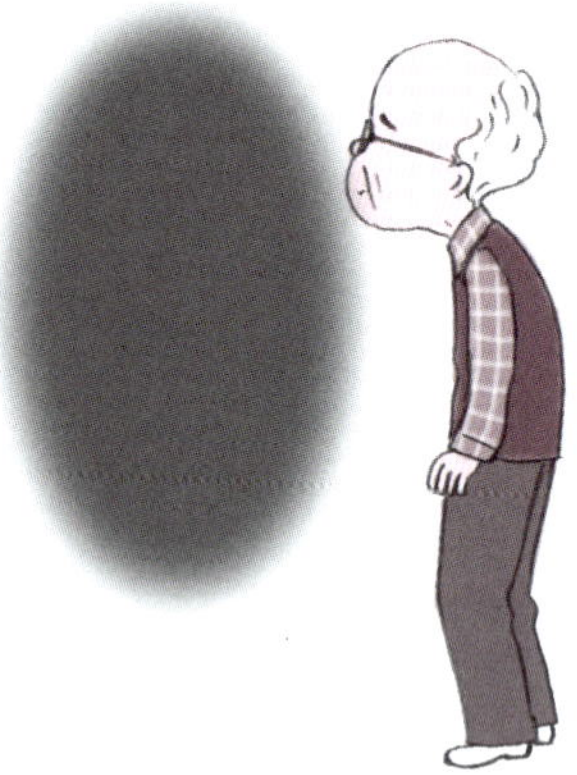

1 認知症になると起こること

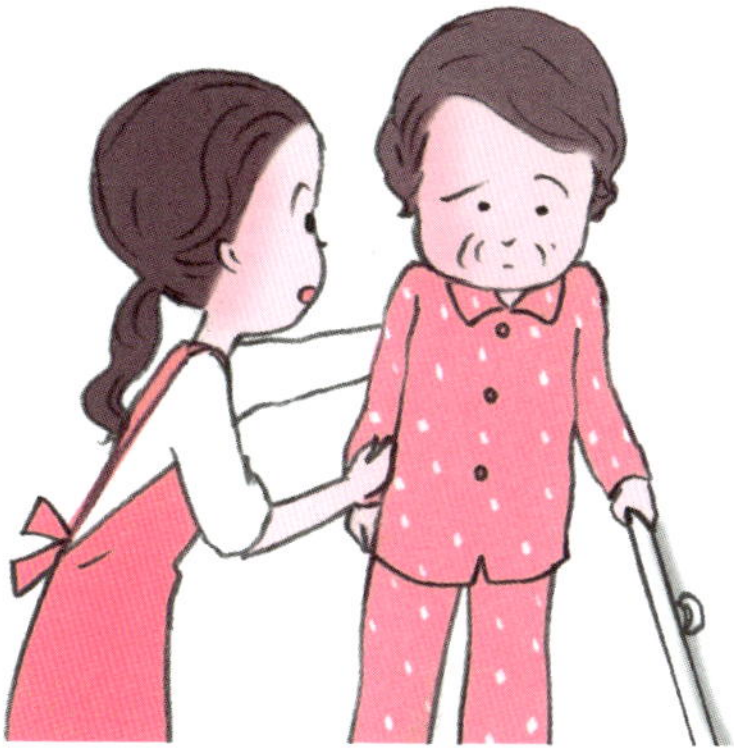

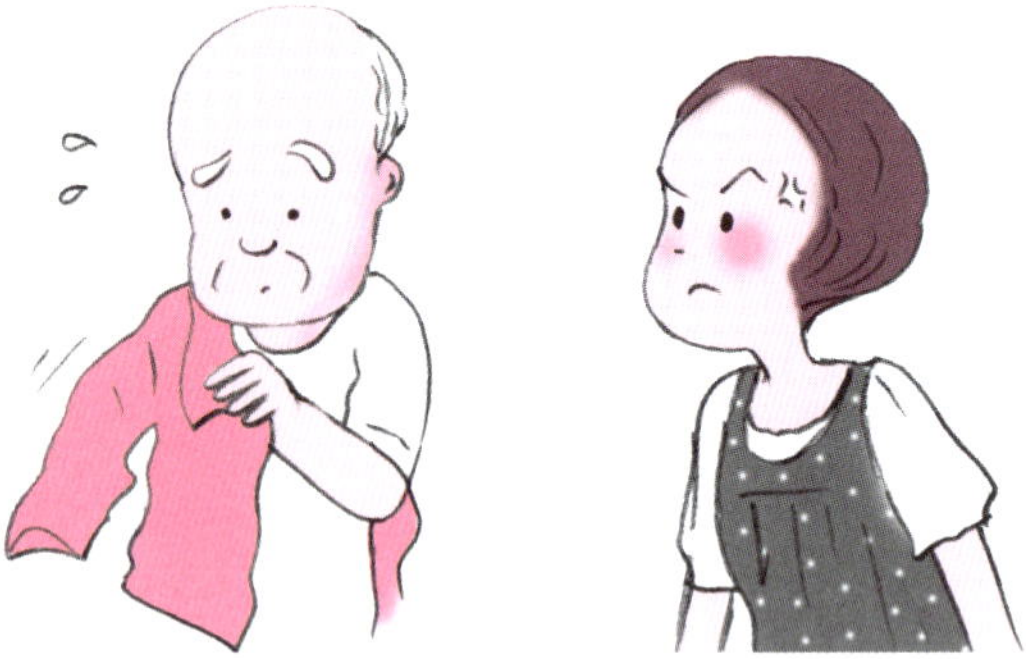

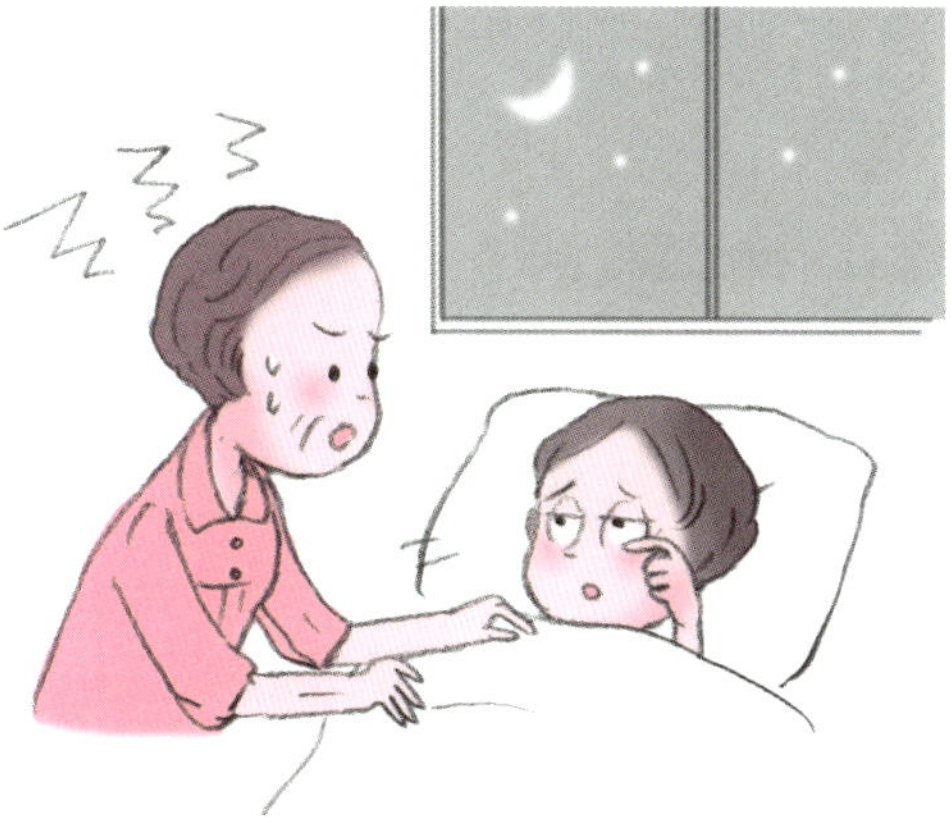

4 困った言動にも本人なりの思いがある……107

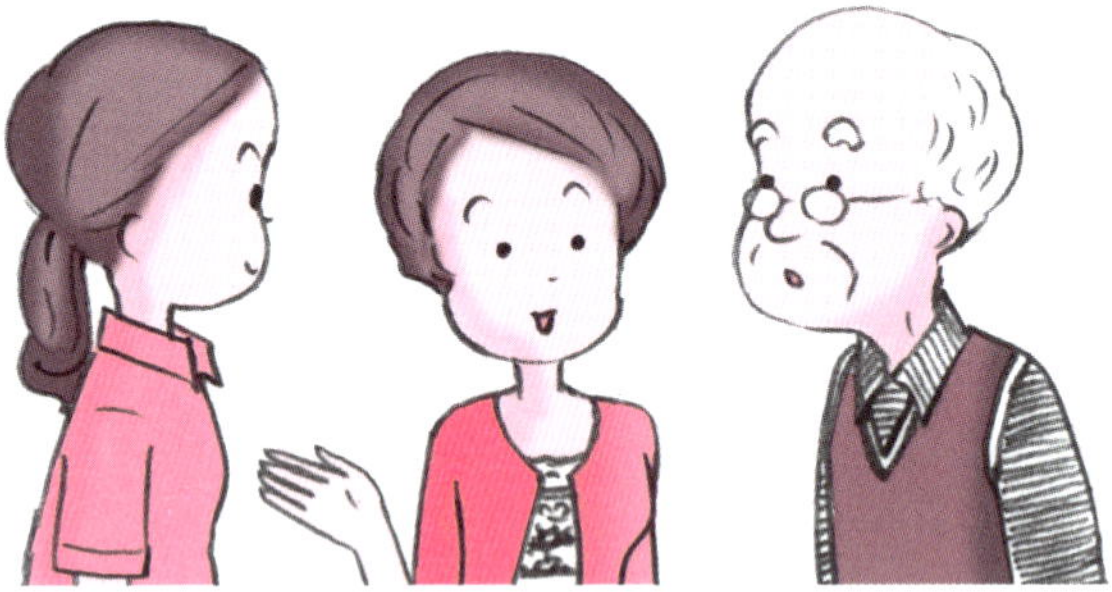

5 知識と情報が介護をラクにする ……135

巻頭

認知症の人が
すんでいる世界を
理解する

ケース

本人なりに考えて行動しているのだけど……

1

Aさんは息子夫婦と孫との４人暮らし。今日もまた、財布を捜しています。

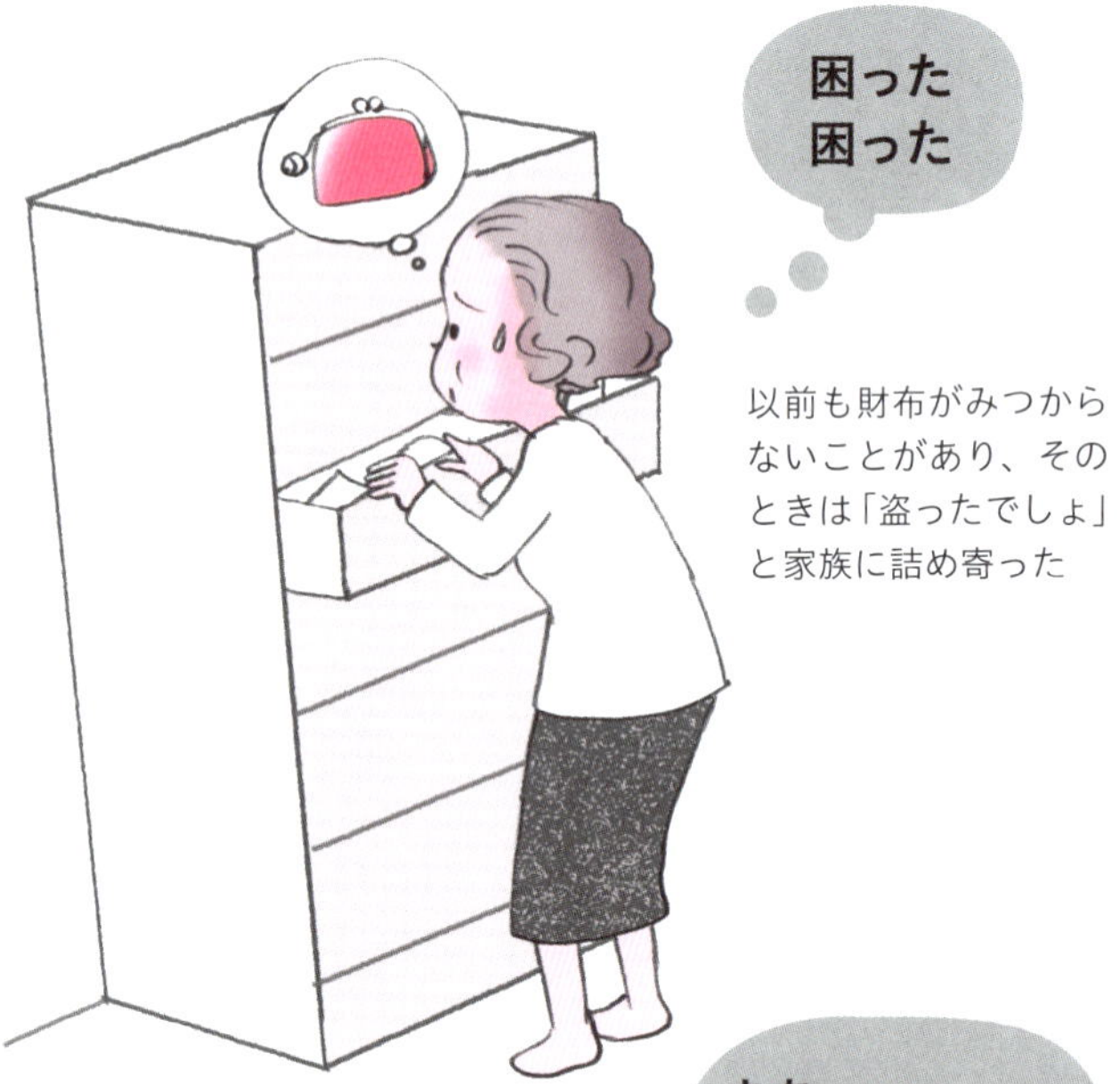
困った
困った

以前も財布がみつからないことがあり、そのときは「盗ったでしょ」と家族に詰め寄った

2

娘さんは、みつけた財布をこっそりタンスの上に置き、「お義《か》母《あ》さん、あれじゃないですか」と指さしました。

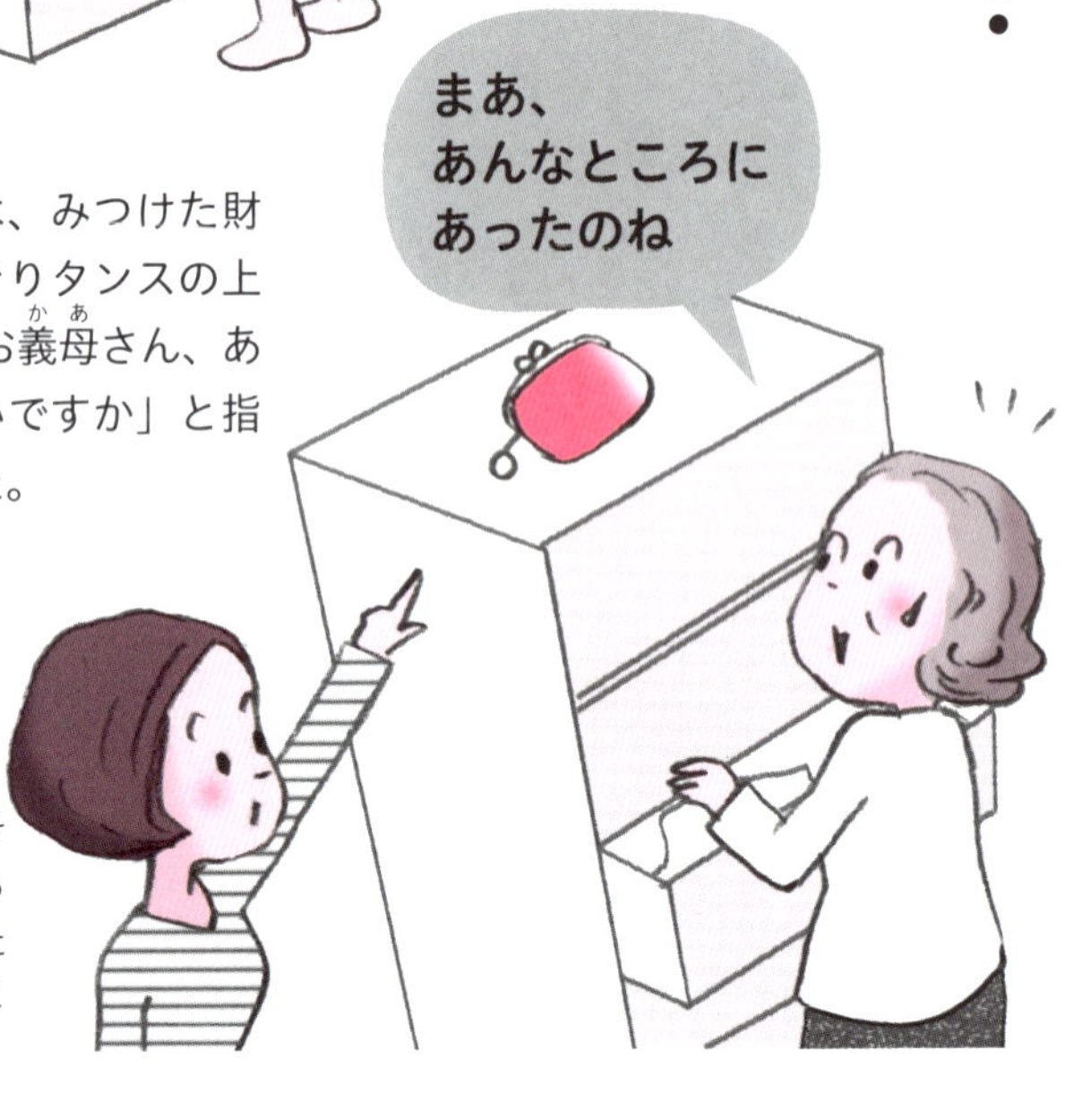
まあ、
あんなところに
あったのね

以前、財布をみつけて手渡したら、「やっぱりあんたが盗ったんだ」と言われたことがあったので

3　娘さんは、いろいろな手でAさんのもの捜しに対応しています。そのおかげで家の中は落ち着いていますが、娘さんの気苦労は絶えません。

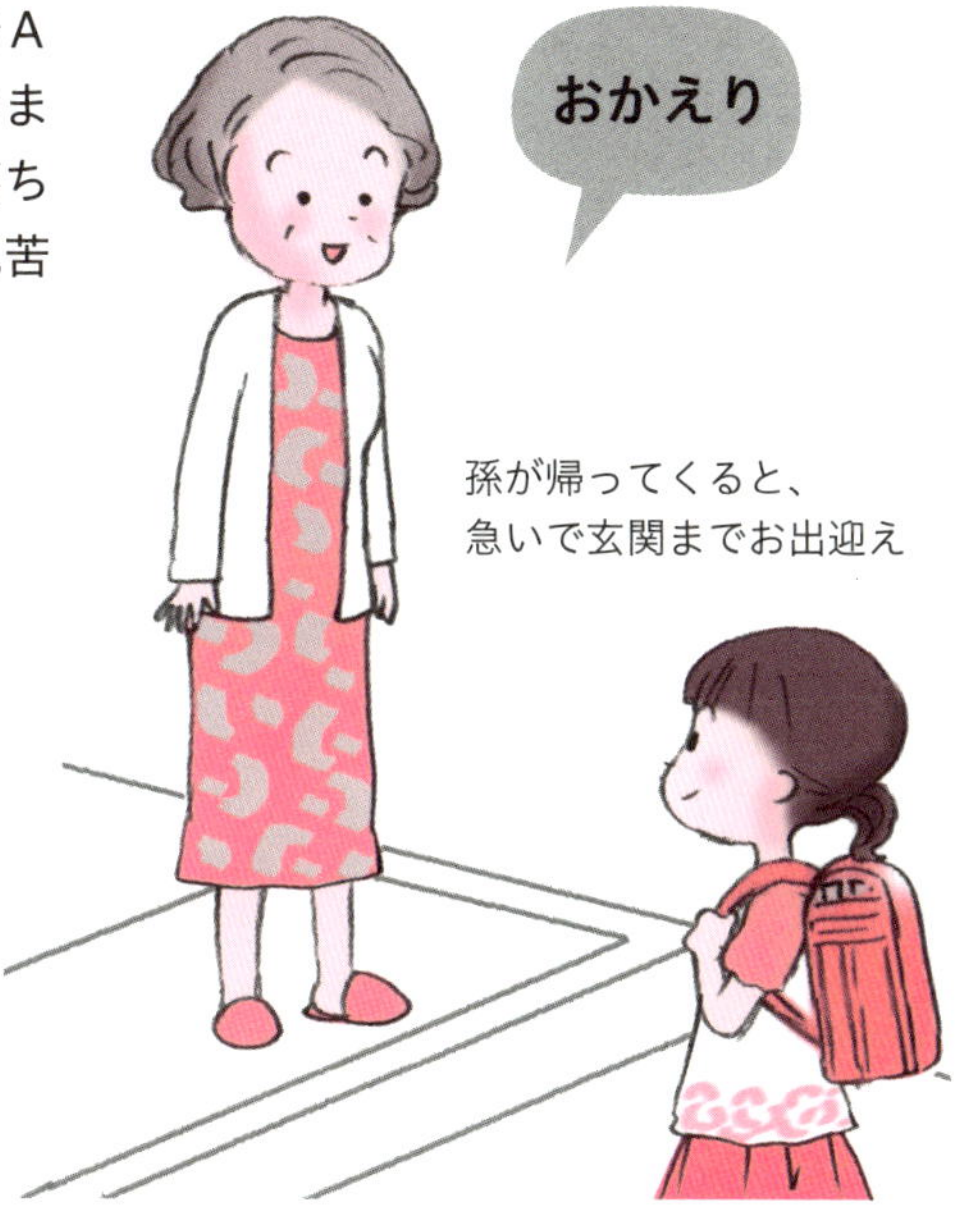

孫が帰ってくると、
急いで玄関までお出迎え

4　Aさんのなによりの楽しみは、孫との会話です。でも孫は昼間は学校ですし、帰ってきてもすぐ塾に行ってしまうので、ゆっくりおしゃべりする暇はなかなかありません。

5　ある日、娘さんが料理をしているときに雨が降ってきました。急いで洗濯物をとりこもうとしたら、Aさんは外を眺めているのに洗濯物はそのまま。気がついていないのでしょうか。

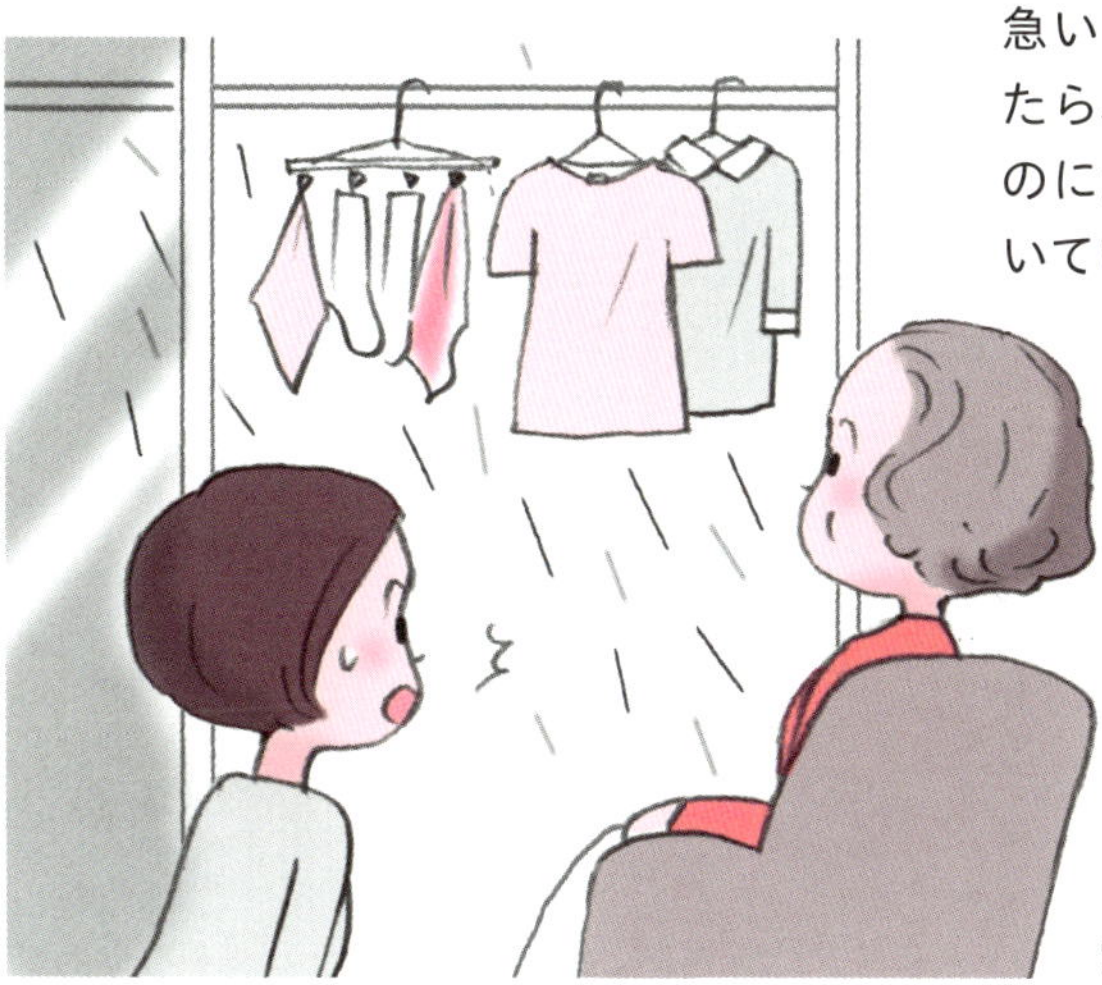

窓の外をぼんやり見ている

6 娘さんが洗濯物を大急ぎでとりこみ、両手にかかえて部屋に戻ると、Aさんがいません。さっきまで窓の近くのいすに座っていたのに、一瞬のことです。

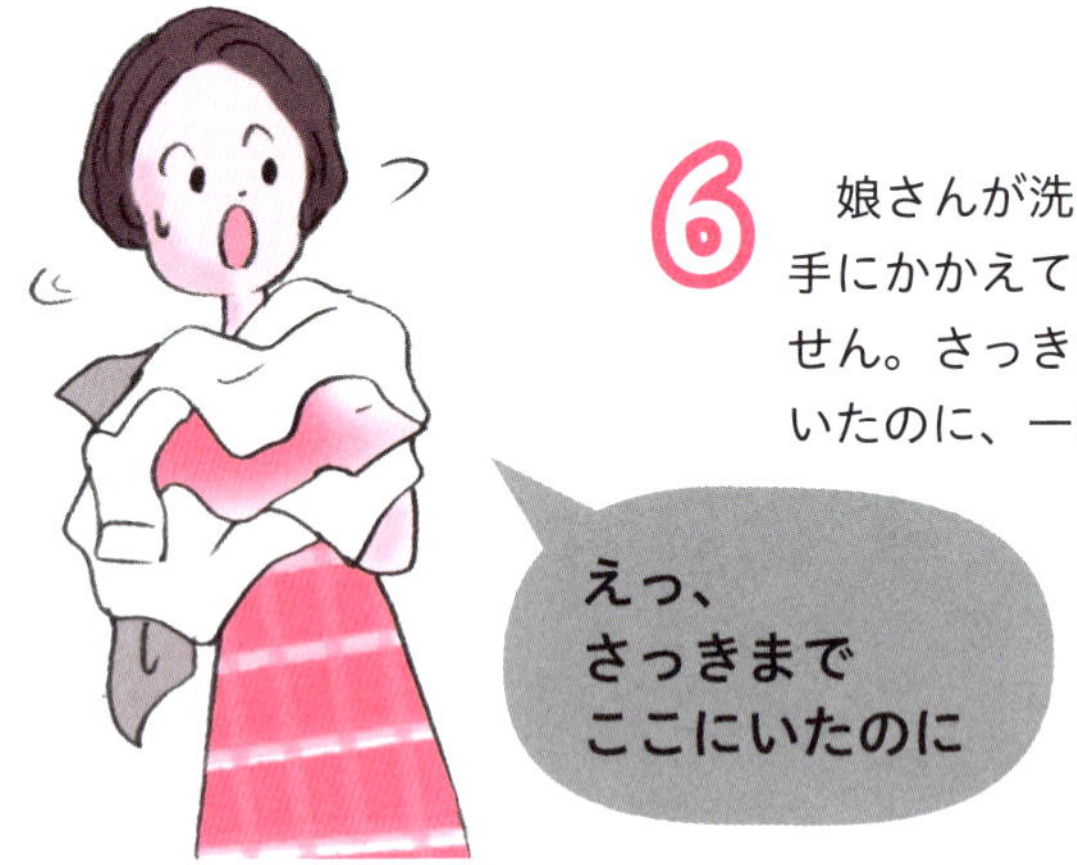
えっ、
さっきまで
ここにいたのに

ときどき勝手に外出することもあり、娘さんは困っている

7 以前、自宅から遠いところを徘徊していて保護されたことがあるので、「急いで捜さないと」と、家をとびだした娘さん。すると、隣の家の庭先でぼんやり立っているAさんを発見。

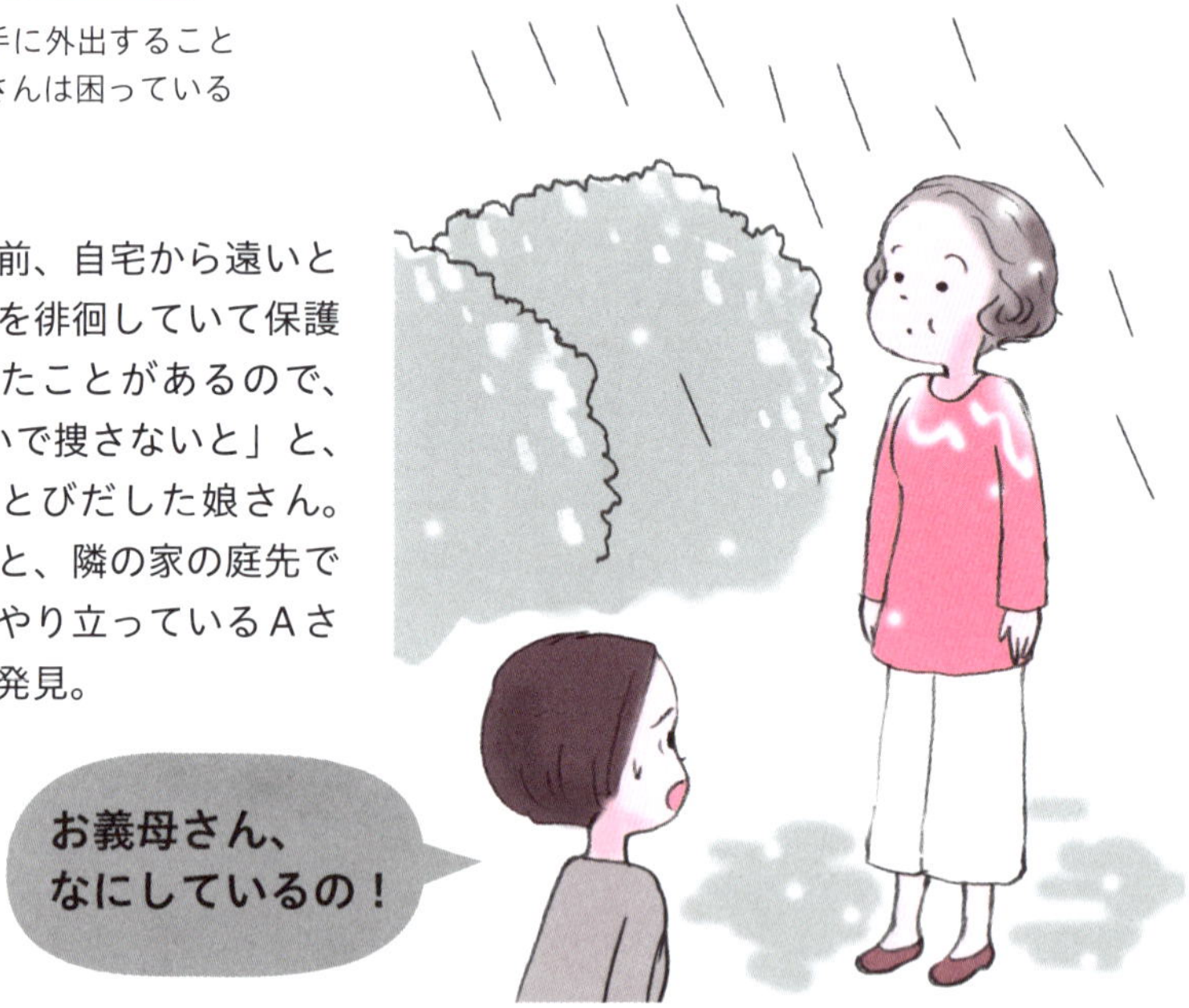
お義母さん、
なにしているの！

かさもささずに、ずぶぬれで、ぼーっと立っていた

認知症の人の思考がわからないと、表に現れる言動の理由がわかりません。その時々で、本人はなくしたものを捜したり、子どもを迎えに行こうと考えたりしています。でも、そのための行動が的外れでうまくいかず、困ったり、迷ったりしています。

解説

自分におきかえて想像してみよう

認知症の人の世界を知るためには、認知症についての知識を得ることも必要です。本書では「9つの法則」としてまとめています。さらに、4つのコツを心がければ、介護がラクになるでしょう。

本人の状況を実感できる

認知症と診断された人が、日々どのような思いで過ごしているのか、周囲の人にはなかなかわかりません。こちらが言うことは通じないし、ときには暴言や暴力など激しい言動が現れることもあり、介護者は疲労困憊してしまいます。

認知症の人がどのような世界にすんでいるかを理解することは、じょうずな介護につながり、介護がラクになります。その世界を理解するには、自分の身におきかえて想像することが手がかりになるでしょう。次ページから挙げるシーンにいる自分を想像してみましょう。

認知症の人の世界を想像する
自分におきかえて
▶P16〜18

認知症の知識を得る
9つの法則
▶P136〜139

介護をラクにする
4つのコツ
▶P150〜152

↓

認知症の人のすむ世界が理解でき、じょうずな介護がラクにできる

想像① 突然30年後の世界に送られた

あなたは目をつぶった瞬間、30年後の世界に送られてしまいました。送られたことを、あなたは知りません。目をあけたら、年をとった人や、成人した人が、自分のまわりをとりかこんで、「あなたはおれの妻だ」と言い、「お母さん」とよびかけます。そのときあなたは、「はい、そうです」と言えるでしょうか。おそらく言われていることが信じられず、「なにを言っているのだろう」ととまどい、腹を立てるかもしれません。

本人の記憶になければ 本人にとっては事実ではない

認知症の基本的な症状は「もの忘れ」です。直前に話したこともすぐ忘れ、食事をしたことやデイサービスに行ったことじたいをまるごと忘れます。しかし昔のことは覚えていたりします。

「言ったでしょ」「食べたでしょ」と言われても納得できません。なぜなら、本人の記憶にないので、「こういうことを言うのはなぜだろう。もしかしたら、この知らない人は、詐欺師かもしれない」と疑ってしまうのも無理はありません。

事実関係を認めさせよう、納得させようとするのはあきらめて、家族関係はあいまいにしたり、「そうね、私の勘違いだったかしら」と中断したりするほうが、いいでしょう。

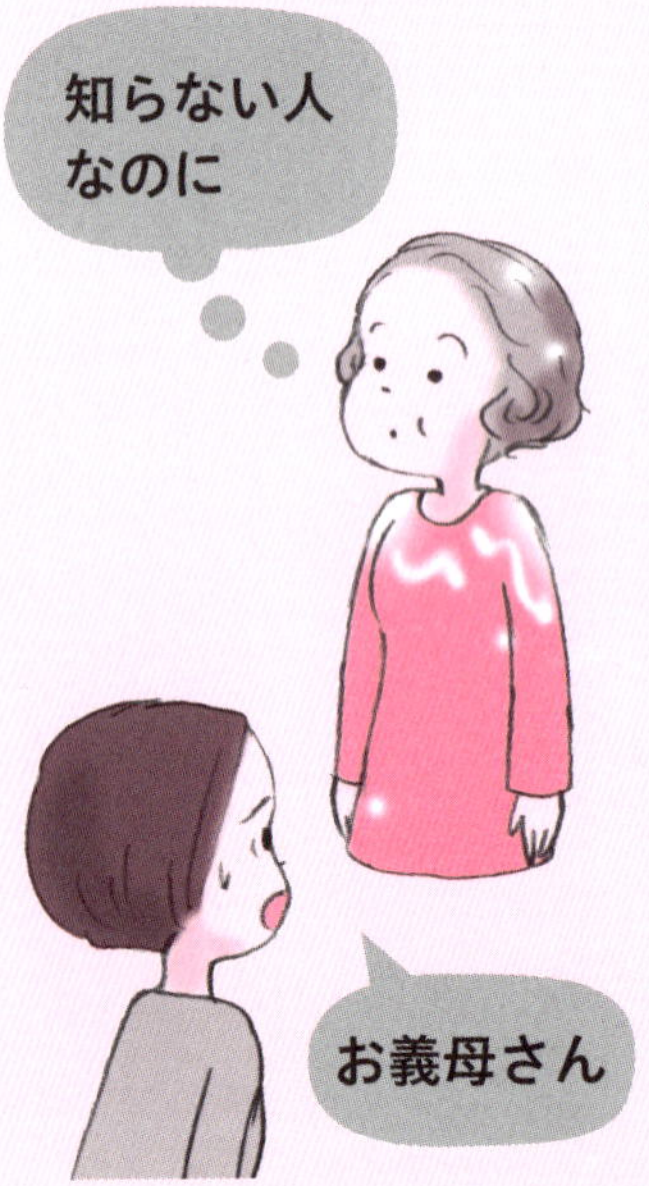

想像②
目撃したのに相手は認めない

あなたは、知らない人とテーブルをはさんで会話をしていました。テーブルの上にはあなたの財布が置いてありますが、ふと目を離したすきに、相手が財布をスッと盗って、ポケットに入れてしまいました。そこで「今、私の財布を盗ったでしょ。返して」と言いましたが、相手は「盗っていません」と言います。でも、あなたは目撃したのですから、相手の言い分は認められないでしょう。相手は「私を疑うなんてひどい」と怒っているようす。あなたは警察をよぶかもしれません。

本人が思ったことは本人にとっては絶対的な事実である

認知症の人にとって、**記憶にないことは事実ではありません。**では、本人にとって**なにが事実かというと、本人が思ったこと**です。「この人が財布を盗んだ」「ご飯を食べていない」と思ったら、それが本人にとって絶対的な事実です。

正しいことを教えようとしても「この（知らない）人は、自分をだまそうとしている」と思われ、激しく反発されることもあります。

まずは本人の気持ちを受け止めて、別の話題にきりかえるなどするのが、現実的な対応です。本人も落ち着くでしょう。

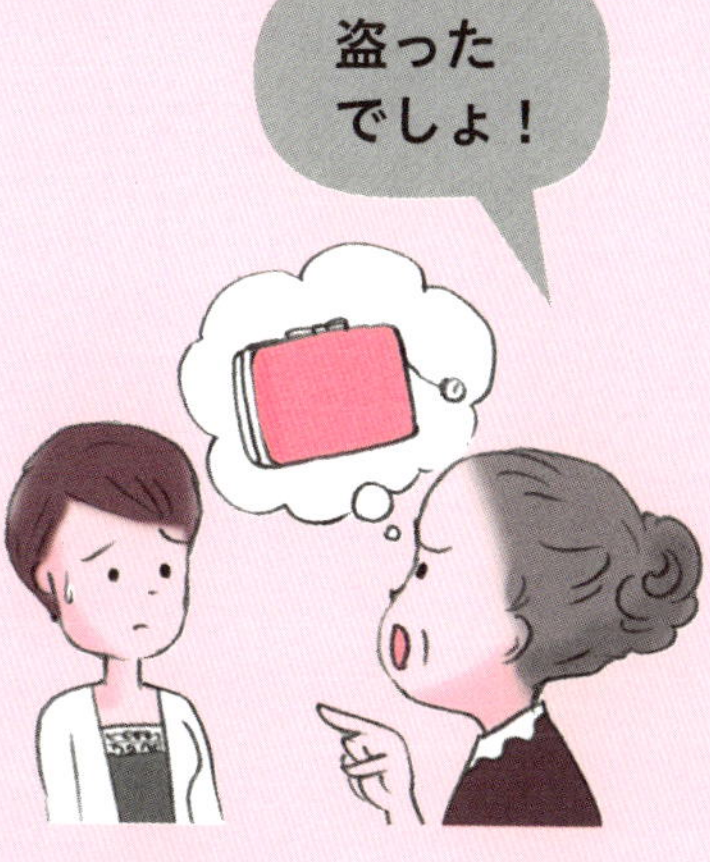

もの盗られ妄想は、多く出現する症状。対応のヒントはP38に

想像③ 聞いていないのに責められた

あなたは突然「1週間前にやっておいて、と頼んだのに、なぜやってくれないの！」と若い人から責められました。そのようなことを聞いた覚えはありません。相手は「やり方は私が説明して、引き受けてくれたじゃない」と言います。記憶にはないし、メモも残っていません。そのうえ、相手から「何度言ってもダメなんだから！」とバカにされたらどうでしょう。あなたは「なんだと！」と怒り「証拠を出せ！」と言うかもしれません。

認知症が進行してもプライドがある

言われたことを覚えていないので、忘れたことを責められると、バカにされたように感じます。認知症になっても、プライドはなくなっていません。本人は、知らない若い人（じつは介護職員や子ども）から「ダメ！」と言われたのです。**プライドを傷つけられたら、怒るのも当然**でしょう。

かつて高校の教諭をしていた人に「先生」とよびかけ、「〇〇してもよろしいですか」とていねいに話したらケアを受け入れてくれたと語るヘルパーさんもいます。

本人を尊重し、「〇〇さんの言うとおりです」「〇〇していただけますか」「すみませんが、少しがまんしてください」「ありがとうございます」などの言葉を使うといいでしょう。

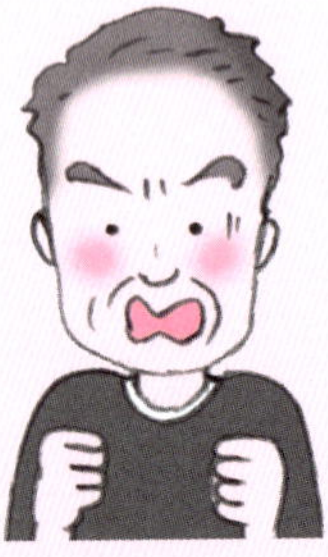

理由もわからずダメと
言われたら腹が立つ

1

認知症になると起こること

疲れ？　なにかがおかしい

1-1

本人も「変だ」と感じている

認知症の初期は、もの忘れがひどくなり、同じことをくり返す、今まで簡単にできていたことが難しくなるなど、本人も「なにかがおかしい」と感じています。

最初から記憶が全部なくなるわけではないので、本人にも、**もの忘れの自覚があります。**もの忘れを自覚していない場合も、**不思議なことが起こると感じています。**同じ失敗をくり返したり、他人からミスを指摘されたりして、「疲れのせい？」「もう年かな」と思いつつも、心は不安や焦りでいっぱいです。

また、そのような自分を他人に悟られないよう
に本人が一生懸命カバーするため、周囲が気づかなかったり、本当に認知症かと疑ったりすることもあるほどです。

■本人の気持ち

・疲れがたまっているのかもしれない
・寝不足のせいだろうか
・ぼーっとするのは年のせいか
・家で不思議なことばかり起こる
・なぜか集中できない
・頭が悪くなった
・ものごとが覚えられない
・頭の中に霧がかかったようだ
・頭にクモの巣がはったようだ
・私はどうしたのだろう

もの忘れが多い

認知症はひどいもの忘れが、ひとつの特徴です。物を置いた場所を忘れて家中を捜しまわり、捜しながら捜し物をしていることじたいを忘れ、「あれ？ 私は今なにをしていたのか」と、行為そのものがわからなくなったりします。

「家で不思議なことが起こる」「知らないうちに泥棒が入った」などと、まわりの状況や自分自身に違和感をもつことや、自分が忘れたということに気づかないこともあります。

よく「なくした」と言って**捜しまわるのは、本人にとって大事な物**です。財布、通帳、はんこ、携帯電話、保険証、手帳、郵便物、腕時計、カギなどを捜しまわることが多いです。

ひどいもの忘れは「記憶障害」といって、認知症の基本的な症状です。

周囲から見ると

物を置き忘れることがひんぱんで、いつもごそごそと捜し物をしているし、捜し物をしている最中にぼーっとしていることもあります。

そのうち、「物を隠した」「盗った」と人を疑い、トラブルが表面化してきます。

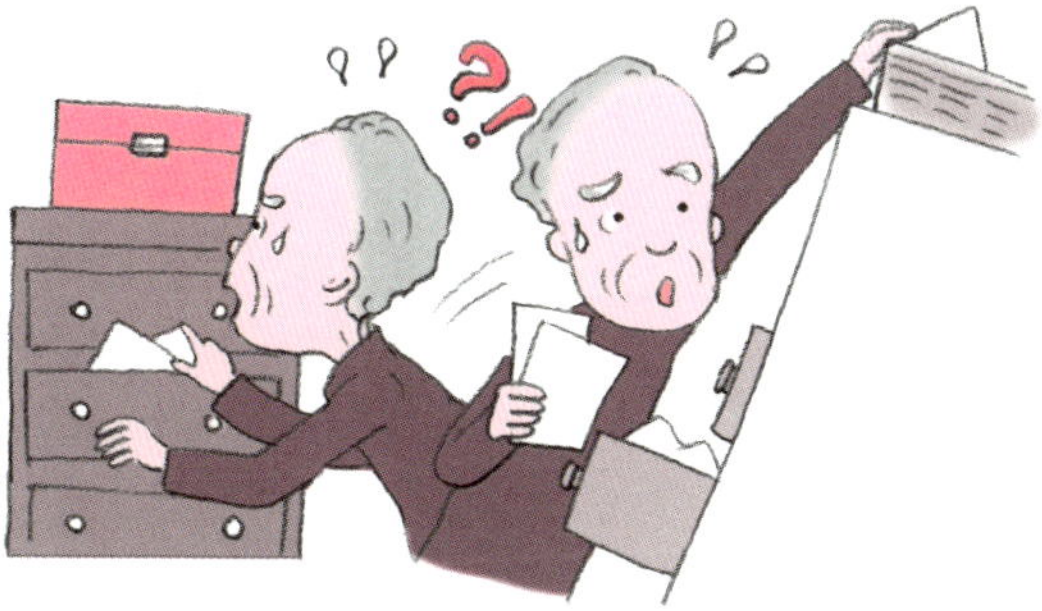

本人は「不思議なことばかり起こる」と感じている

1-2

約束を忘れている自分に驚く

約束をやぶったと落ちこむ

認知症の人は、自分で立てた予定も忘れるくらいですから、他人との約束もすっかり忘れてしまいます。もちろん悪気があって、約束をすっぽかすわけではありません。多くのケースで、**本人にとっては身に覚えがないこと**も確かなのです。

他人とトラブルを起こす自分に驚き、自分でもどうにもならない状況に困惑しています。約束を守れなかったことを指摘され、「とんでもない失礼をした」「信用を失ってしまった」と落ちこむことも少なくありません。

もの忘れに加えて、時間や場所などを把握する能力も低下しています。自分がどこにいて、目の前の人が誰か、といった基本的なことがわからない状況を想像してみてください。認知症の人がどんなに不安かわかるでしょう。

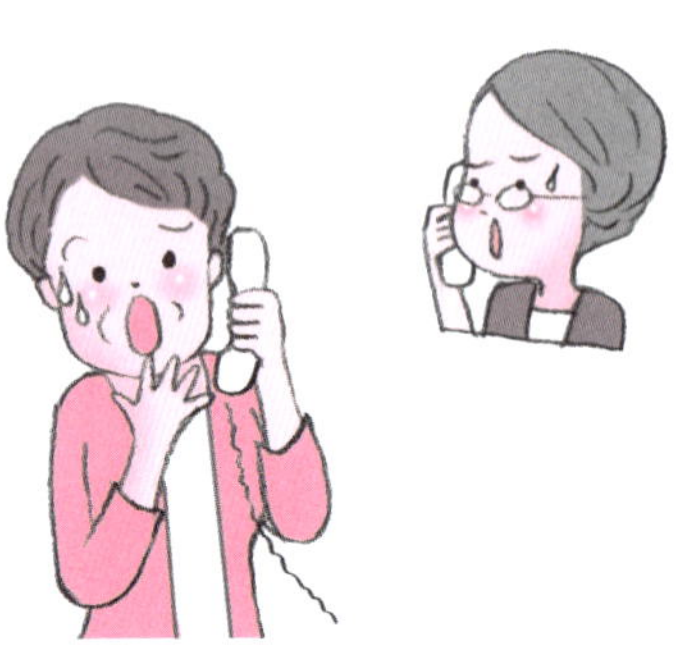

約束した相手から指摘されるまで、約束していたことじたいすっかり忘れている

■対応のヒント

予定を立てたことがわかったら、**カレンダーに書く**など、本人に見えるかたちで残します。

本人が電話に出て用件を聞き、「家族に伝えておきます」と言うことがあります。応対がしっかりしているので、相手は安心しているかもしれませんが、家族にはまず伝わりません。電話をかけてきそうな人全員に認知症のことを伝え、電話に出たら、お手数ですが、かけなおしてください」などと頼んでおきましょう。

時間や場所が混乱してくる

時間や場所など、自分がおかれている状況を把握する能力を「見当識」といいます。認知症になると、今自分がいる場所や時間がわからなくなります。これは見当識が障害されるために起こる症状で、認知症の人の多くは不安になります。

海外旅行のシーンを想像してみてください。土地勘がなく時差もある海外でひとりになってしまったら、きっと不安を抱くでしょう。そうした想像から、認知症の人の世界が理解できるでしょう。

見当識障害

見当識障害は、「いつ」がわからなくなる、時間の感覚の障害から始まります。個人差がありますが、大きくいえば左記の順に起こることが多いようです。

時間
今が何年か、何月何日で、季節はいつか、朝か昼か夜かなどの見当がつかなくなる

↓

場所
自分が今、どこにいるかの見当があいまいになる。現在地の把握が難しくなり、道に迷うこともしばしば

↓

人物
目の前の人と自分の関係がわからなくなる。自分の配偶者を親と思いこむなどの混乱が生じる

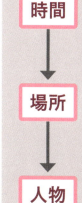

1-3

そろそろ家に帰らなくては

■本人の気持ち

・家で家族が待っている

・子どもがおなかをすかせて待っている

・知らない場所にいる

自分の家はここではない

夕暮れになるとおちつかなくなったり、どこかへ行こうとしたりする場合があります。「夕暮れ症候群」といい、よくみられる症状です。

多いのは「自分の家に帰る」と言いだすケースです。「家」とは生まれた家など記憶のなかの家をさす場合があります。認知症の人のすむ世界では、今の家は「見知らぬ他人の家」のため、暗くなる前にそろそろ自分の家に帰らなくては、と思っているのです。

また、具体的な場所ではなく、安心できるところ、自分の居場所という意味の観念的な「家」であることもあります。

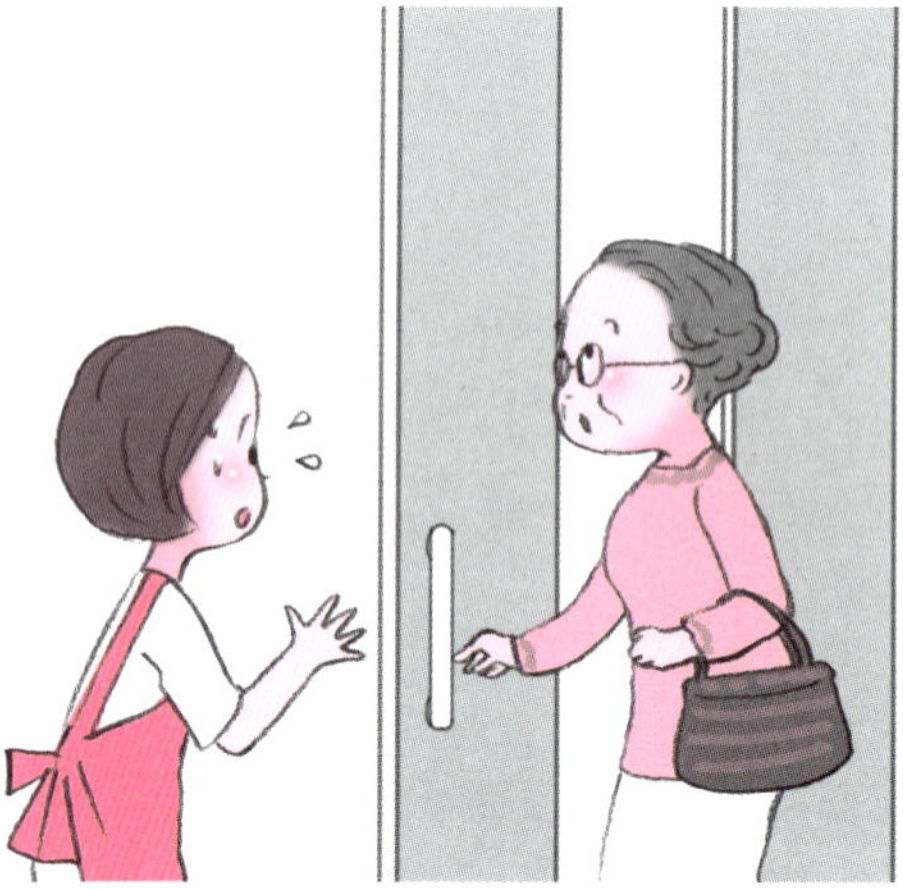

「おじゃましました」と、荷物をまとめて出ていこうとする

激しい反応を起こさせない

「ここがあなたの家でしょ」「古い家はもうありませんよ」と否定してはいけません。引き止めると不安や不信感が募ります。

ドアにカギをかけたりすると、監禁されたと感じて、ガラスを割ったり、暴れたり、窓から抜け出したりすることにもなりかねません。

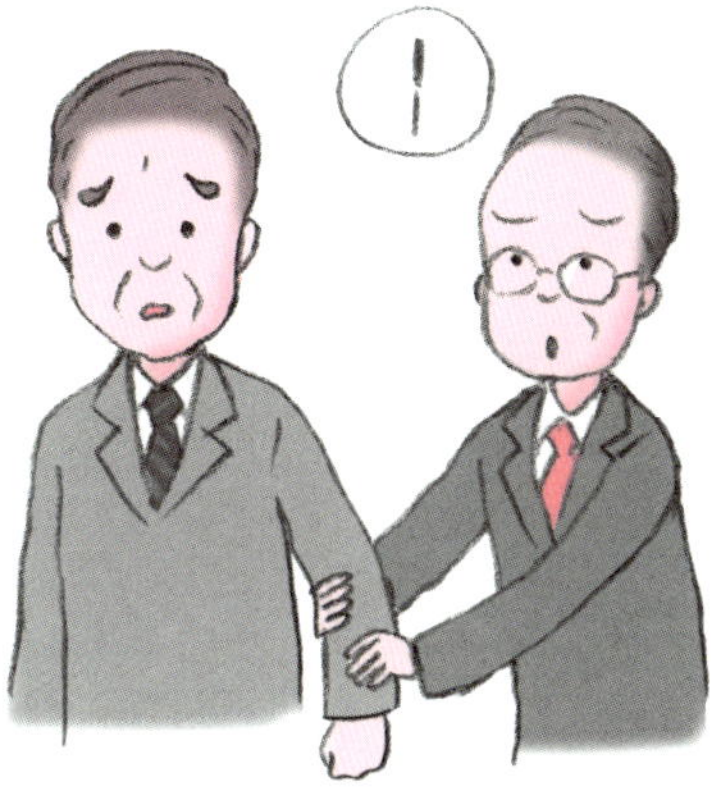

本人は、「ここにいるんだ！」と、知らない人（じつは家族）から引き止められ、外出先（じつは自宅）に監禁されると感じる

対応のヒント

帰りたいという訴えにこめられた本人の思いを考えてみます。例えば、以下のような対応でおちつくことがあります。

・「今、お茶を入れたのでどうぞ」と、気分転換させる

・「あなたの食事を用意してしまったので、食べていってください」と気をそらす

・それでも納得しなければ「では、送っていきますね」と近所を散歩し、おちついたら家に戻る

こんなケースも

・入所したての施設になじめず、帰ると言う

・デイサービスを受けている途中で「用がある」と帰ろうとする

・玄関先で「おじゃましました」と挨拶する

1-4

自分の失敗ではないのに責められる

あたりまえのこと。認知症の人は、もの忘れがひどいので、すべて身に覚えがないことになります。**何度同じ注意をしても、すべて「初耳」です。**

本人には記憶がない

認知症の人が外出して帰宅した直後に「お出かけはどうでしたか」と尋ねても、「今日は一日家にいました。どこにも行っていませんよ」と真顔で言われることがあります。できごとそのものがすっぽり抜け落ちてしまうほど、記憶力の低下は顕著なのです。

ときには、もの忘れによる失敗を指摘されても平然として、自分の失敗を他人のせいにすることもあります。うそでも言い逃れでもなく、**自分がした行為そのものを覚えていない**ためです。

誰でも、まったく身に覚えのないことを責められたら、「やっていない」「知らない」と言うのは

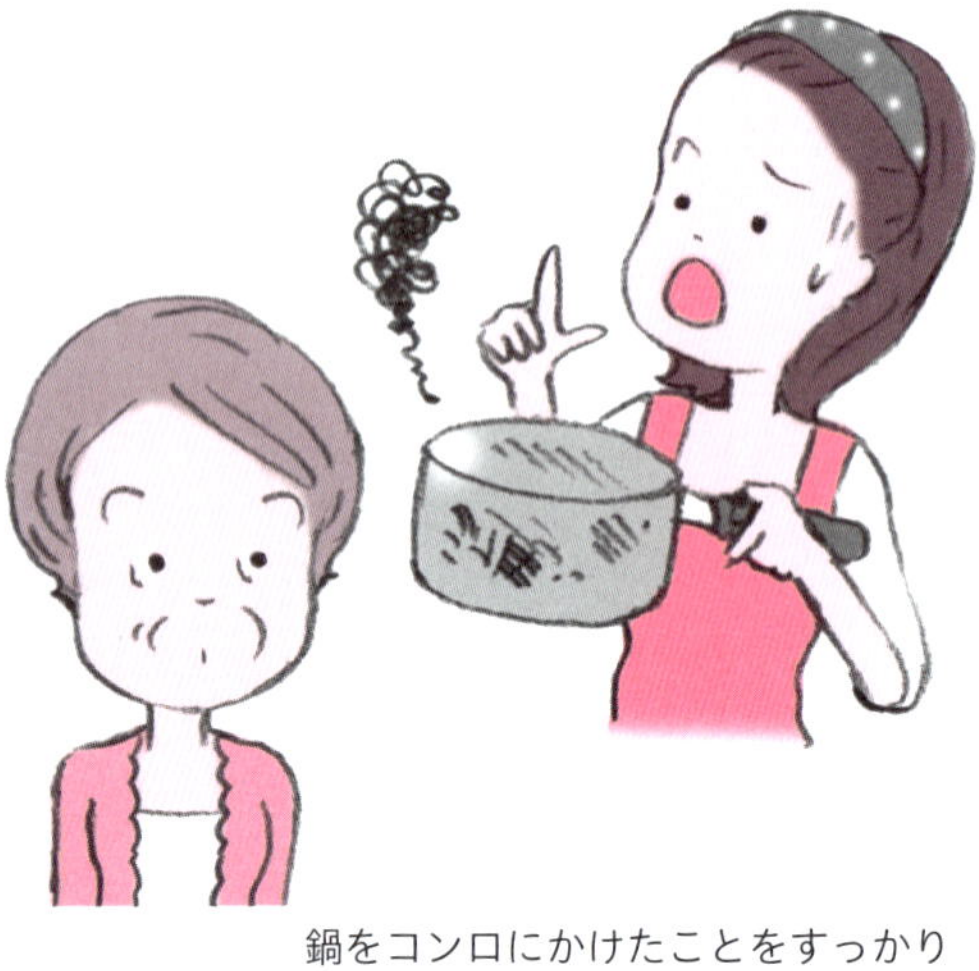

鍋をコンロにかけたことをすっかり忘れているので、火の不始末を注意されても、自分のこととは思わない

自分がしたことではない

認知症の人は、自分の不利になることは絶対に認めないといわれます。しかし、これは身に覚えのないことで責められたり叱られたりするいやなこと、不愉快なことから自分の身を守ろうとする自衛策のようなものです。

初期のころは、自分の失敗を認識できますが、認知症が進むと、目の前の失敗をとがめられても本人には覚えがないので、「自分がそんな失敗をするなんてありえない」と強く思います。

「では、誰が?」というときに、「自分以外の誰かがやった」と考えます。この答えが、認知症の人にとってはもっとも納得できるからで、まったく悪気はないのです。

責められたり叱られたりするのは、本人にとっては不当な扱いですから、怒ったり、不機嫌になったりするのは、ごく自然なことです。

「火事になるところだった」と注意した相手に、「鍋を焦がすなんて危ないじゃないの」と、逆に注意することさえありますが、それも当然です。「自分がしたこと」ではないのですから。

本人の気持ち

・なにか悪いことをした?
・私がしたことではない
・そんなことをしたらダメよ
・なにを怒っているのかしら
・私のせい?

対応のヒント

忘れたことを無理に思い出させようとしてもうまくいきません。「これも認知症の症状」と、割りきることが大切です。ただ、火の不始末は、重大な結果を招きかねないので、なんらかの対策を立てる必要があるでしょう(→P76)。

最近のことをまるごと忘れる

認知症の基本的な症状

認知症のもの忘れは、加齢によるもの忘れとは違い、覚えていないだけでなく忘れたことじたいに気づくのも難しいのが特徴です。そのため、本人にとっては「不思議なこと」が起こります。

認知症のもの忘れは**記憶障害といい、認知症のすべての人に例外なくみられる、**基本的な症状です。ひどいもの忘れは、家族や周囲の人が、認知症を疑うきっかけのひとつになります。初期には本人も自覚している場合があります。

記憶障害は、認知症の症状別に3つに分けられます。①「記銘力の低下」、②「全体記憶の障害」、③「記憶の逆行性喪失」です。

もの忘れの違い

認知症	加齢
体験したことのすべてを忘れる	体験したことの、一部だけを忘れる
忘れたことじたいを忘れる	忘れたことじたいは覚えている
捜し物を人のせいにする	捜し物を人のせいにしない
もの忘れがだんだんひどくなる	もの忘れがあまり進行しない
記号化されたものが苦手になる	記号化されたものでも使える
日常生活に支障が出ている	日常生活に大きな影響はない

1 記銘力の低下 新しいことが記憶に残らない

記憶には左記の要素があり、記銘力は認知症でもっとも低下します。

記憶の要素

もっとも できなくなる

記銘力	把《は》持《じ》	想起
新しく経験したことを自分の記憶として覚えこむ力。頭のなかのメモリー機能のような力	新しい記憶を自分のなかに保存しておくこと。記憶の収納箱、フォルダのような役割	自分の記憶を頭のなかから呼び起こし、再生すること。頭のなかの再生機能のような力

■ 現れ方の例

「今日は何曜日?」と聞いたばかりなのに、また「今日は何曜日?」とくり返します。よくあるケースですが、これは聞いた直後に忘れてしまっている「ひどいもの忘れ」の状態です。本人は毎回、初めてのつもりで質問をくり返しています。

話が以前よりくどくなったり、つじつまが合わないことを言ったりすることもあります。

■ 対応のヒント

今経験したばかりのことも記憶できないので、何度も同じ説明をされても、それを記憶することはできません。「さっきも言いましたよ」と言ったところで、本人は質問したことも答えも忘れているため、納得してもらえません。根気よく、何度でも同じ返事をくり返すようにします。

大切なのは、「本人の記憶になければ、本人にとっては事実ではない」という世界を認めることです。

2 全体記憶の障害 まるごと忘れる

記憶の一部が思い出せないことは健常者にもよくありますが、認知症の場合、**起こったできごと全体をまるごと忘れてしまう**のが大きな特徴です。

■現れ方の例（1）

食事をした直後に食べたことを忘れてしまい、「まだ食事をしていない」と言い張ります。家族が「もう食べたでしょ」と言おうものなら、「ご飯を食べさせてくれない」と怒りだしてしまい、周囲はほとほと困ってしまいます。

■対応のヒント

食べたことを**無理に思い出させようとせず、**「おなかがすいたんですか」とローカロリーのおやつや飲み物、果物などを出しましょう。どうしても納得しない場合は、もう1食食べさせても、とくに健康上の問題はありません。過食（↓P130）の時期は活動量や排便量も多くなっているので、多少食べすぎても大丈夫です。

■現れ方の例（2）

「今日のデイサービスは楽しかったですか」と聞いても、「そんなところに行っていない」と言います。帰ってきてすぐなのに忘れています。

■対応のヒント

「これは今日のデイサービスで、お父さんが作ったのよ」と手がかりを見せてもうまくいかないでしょう。「行ってもいないのに、なぜそんなことを言うのか。私にうそを言って思いこませようとしているのか」と、混乱させるだけです。

行ったことを思い出せなくても、**デイサービスで楽しく過ごしてきたようだからよかったと割りきる**ようにします。

3 記憶の逆行性喪失 昔のことは覚えている

最近のことはすっかり忘れているにもかかわらず、昔のことほどよく覚えていて驚かされることがあります。現在から数十年の記憶はごっそりなくしています。**人生の記憶が新しいもの（現在）から過去へさかのぼって失われていく**現象で、逆行性喪失といいます。

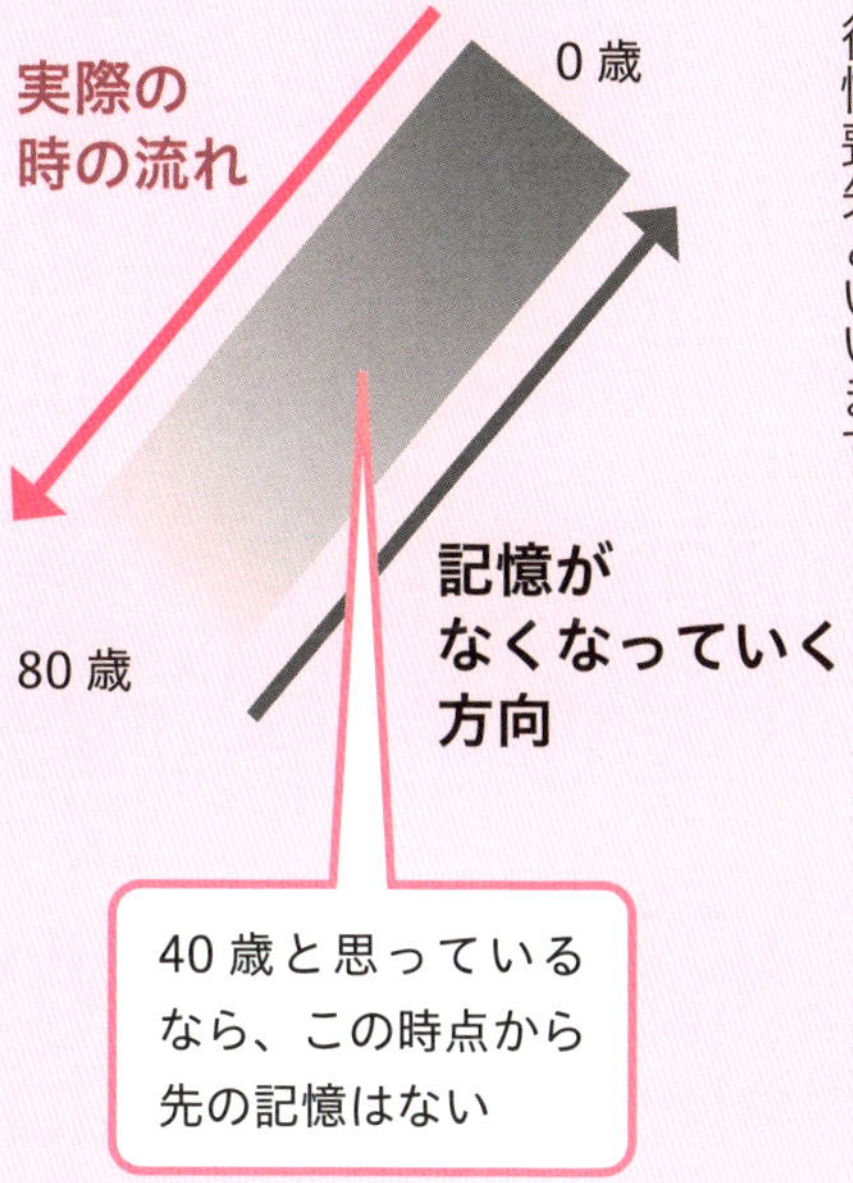
0歳
実際の
時の流れ
記憶が
なくなっていく
方向
80歳
40歳と思っている
なら、この時点から
先の記憶はない

ある人は壮年期の男性だったり、ある人は10代の娘だったり。本人にとっての「現在」は、記憶に残った最後の時点です。

■対応のヒント

「お母さん、何歳になった？」などと尋ねてみると、今いつを生きているのかわかってきます。

■現れ方の例

本人は子どもの頃に戻ってしまったのか、娘を自分の母親と勘違いしているおじいちゃん。言っている内容も子どものよう。本人の妻、おばあちゃんのことは「知らないおばあさん」と言います。

■対応のヒント

「私はお母さんじゃない！　娘よ」と言っても、本人を悲しませるだけ。強く否定するのではなく、**本人のいる世界に合わせる**ほうが、混乱せずにすみます。

1-5

道具の使い方がわからない

以前は使っていた

記憶障害により、これまで使っていた家電製品やリモコンの操作ができなくなります。電源を入れるまではできても、そのあとの操作ができません。ボタンで操作するような「記号化」されたものの意味を忘れてしまうのです。

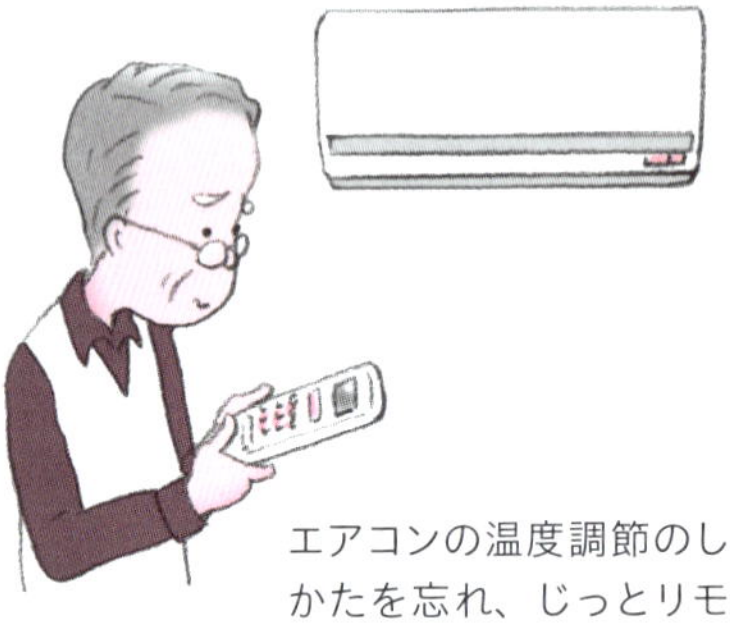

エアコンの温度調節のしかたを忘れ、じっとリモコンを見つめている

本人の気持ち

・電源の入れ方はわかるけど
・細かい作業は難しい
・なぜ動かないんだろう
・こわれた？

対応のヒント

「わからなくなったの？」と言うのは、本人を不安にさせたりプライドを傷つけたりします。代わりに操作するなど、さりげないカバーを。

こんなケースも

・電子レンジでなんでも「温め」を使う
・携帯メールをしなくなった
・留守番電話の再生方法を忘れる

1-6

新しいことについていけない

■本人の気持ち

・新しい家電は使い方が難しい
・世の中の流れについていけない
・相手がなにを言っているのかわからない
・ゆっくり考えて答えているだけだ
・テレビの内容がわからない

難しく感じて理解できない

認知症の人は、新しい道具を使いこなしたり、変化に適応したりすることが苦手になります。本人もなんとなくそのことを感じて、つらい気持ちをかかえる人もいます。

これは**記憶障害だけでなく、理解力の衰えもかかわっています。**筋道を立てて考えたり、言われたことを瞬時に処理したりすることが苦手になります。考えるスピードが遅くなり、2つ以上のことを言われると処理できなくなります。

そのため、会話のテンポがずれる、手紙やメールに返信できないなど、人とのコミュニケーションがうまくとれなくなります。

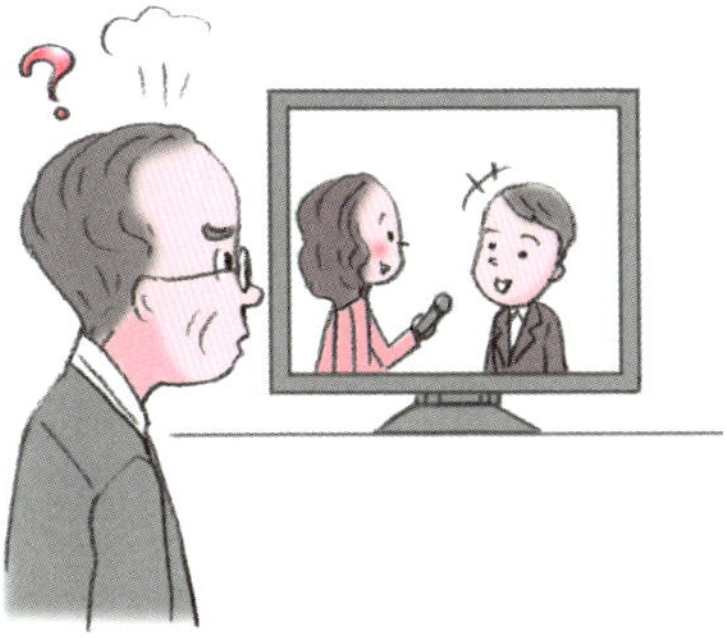

内容がわからず「近ごろのテレビはおもしろくない」と不機嫌になることも

1-7

数字がわからず計算できない

あたりまえのことができない

本人も周囲の人も、日常生活でさまざまな「困ったこと」が起こります。

認知症の人の脳は、**萎縮して容量が小さく、働きにくい状態になっています。**そのため、記憶・理解・認識・判断・推理・学習能力などの知的機能が衰えています。

なかでも、判断力が衰えると、あらゆる場面で**的確な状況判断ができない**ので、日常生活が混乱します。段取りのつけ方や、情報の取捨選択が苦手になり、日常の作業が難しくなります。

家事やお金の管理、移動など、これまであたりまえにおこなってきたことが難しくなり、本人だけでなく、**周囲への迷惑やトラブルにつながることも**あります。

本人は周囲の状況をみて、なにか自分がまずいことをやったらしいと気づき、落ちこむこともあります。

本人の気持ち

・車の運転がわからなくなった
・簡単な計算がわからない
・なぜか料理を失敗した
・電話番号か郵便番号か、わからない
・どうしてこんなことがわからないのだろう
・頭がバカになったようだ
・頭にもやがかかったようだ
・買い物に行くとレジの前で焦る

買い物でとまどう

日常生活で、数字が判別できずに困るケースとして、買い物があります。**引き算が苦手になる**人が多いようです。

健常な人は、無意識に小銭や紙幣の価値を理解し、どれを出すか判断しますが、認知症になると、買い物をしてお金を支払うとき紙幣や硬貨をどれだけ出せばいいかわからなくなります。そのため、**いつも紙幣を出してしまいます。**

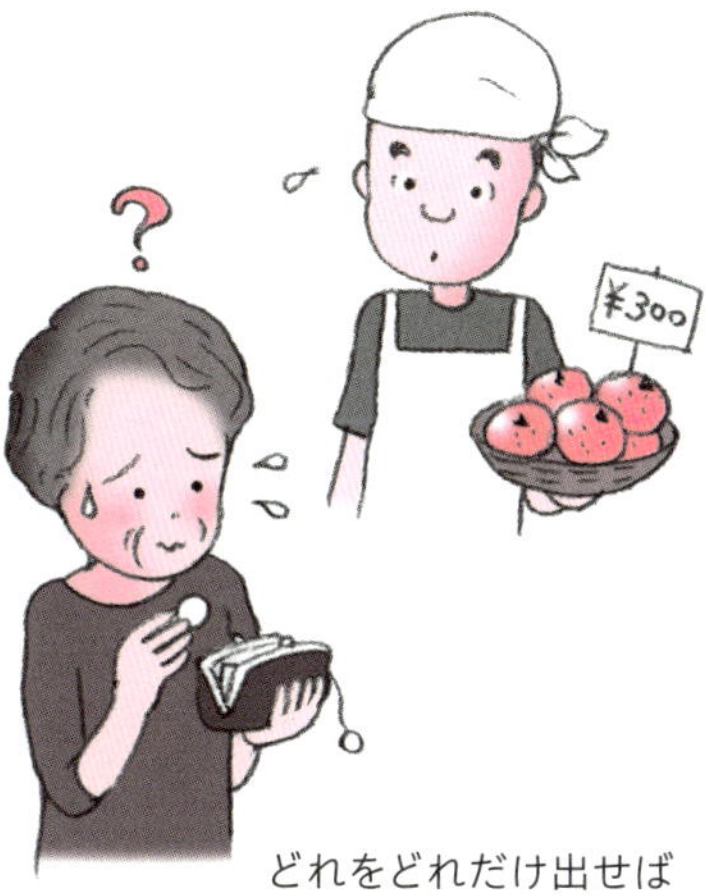

どれをどれだけ出せば
いいかわからない

105円の買い物に1万円札を出すような支払いをしていれば、財布の中は、すぐに小銭でいっぱいになります。

周囲の気づき

・片づけが下手になった
・料理の味つけが変わった
・季節や場所に合った衣服を選べない
・アナログ時計なのに時間を間違える

対応のヒント

計算力の低下を心配して、「脳のトレーニングドリル」をやらせたらいいのではないかと考える人がいますが、**認知症による計算力や判断力の低下をトレーニングで防ぐことはできません。**

「1＋1は？」などという質問は、本人の自尊心を深く傷つけることになります。ドリルをするたびに、自分の知的能力の衰えに直面しなければならない現実は、本人にとってつらいものです。

1-8

言いたいことの言葉が出ない

読めるけど書けない

認知症の症状のひとつに、話す・聞く・読む・書くという、言葉にまつわる機能が低下する「失語」があります。失語の症状は人それぞれです。

文字は読めるけれど書けない人がいます。新聞は読めるのに自分の手で文字が書けない、ワープロは使えるけれども変換した文字が正しいかどうかわからないなどです。また書いてある文字は読めるけれど、意味がわからない人もいます。

漢字を忘れてしまい、とうとう自分の名前を書けなくなることもあります。しだいに失語の症状が進み、カタカナ、ひらがなも読めなくなることもあります。

うまくしゃべれない

物の名前が思い出せなかったり、本人は正しく言ったつもりでも間違っていたりして、会話にならないことがあります。「あれ」「それ」ばかりなので、「わからない」と言うと、怒る人もいます。本人は「箸が落ちた」と言ったつもりでも、「木が落ちた」と言われた周囲には、なんのことだか、さっぱり通じません。

言えないけれど感じている

認知症の人に対して、「なにもわからないだろう」と幼児言葉で話しかけたり、早口でまくしたてたりするのは、本人をたいへん傷つけます。

失敗を叱ったり、注意したりしても、新しいことを覚えられないので、認知症の人には逆効果です。相手に対して、うるさい人、怖い人といった、いやな印象だけが残ってしまいます。

できごとの事実関係は把握できないのですが、そのときに感じた気持ちだけが残るのです。これも、認知症の特徴のひとつです。

コミュニケーションをとるには

認知症でも、**人とおしゃべりをしたい気持ちは同じです。**また、買い物や通院など、スムーズなコミュニケーションをとらなくてはならない場面は、日常的にあります。本人がなにを希望しているかを考えて対応しましょう。

本人の希望

・ゆっくり話してほしい
・こちらの気持ちを想像してほしい
・言動がのろくても、待ってほしい
・スーパーマーケットなどでウロウロして困っているようすなら、声をかけてほしい
・「早くしてください」などと焦らせないで
・言っても通じないと思わないで
・無視しないでほしい

対応のヒント

言葉が出てこなくても、**ゆっくり話しかければ、**理解できる人も多いです。
・同じ話を何度でも聞く
・手帳などにメモをとって、言ったことの要点を示しながら聞く
・会話をする時間をつくる
・いろいろな人に話し相手になってもらう
・イエスかノーで答えられる質問にする
・ユーモアをもって話す
・声をかけてもらいやすいよう、そばにいる

1-9

財布がない。盗まれたんだ！

半数近くの人にある

捜し物が増えるようになると、しだいに人を疑いはじめるようになり、「あなたが財布を盗んだのでしょう」と鬼の形相で介護者を問いつめることがあります。

これを「もの盗られ妄想」といいます。もの盗られ妄想は、認知症の特徴的な症状のひとつで、半数近くの人にみられます。とくにアルツハイマー病の女性に多いようです。

本人にしてみれば、財布がないのは事実。記憶の空白を埋めるつじつま合わせと、「お金がなくなってしまった。どうしよう」という切迫感が、「誰かが隠した」「誰かに盗られた」という妄想になるのです。

もの盗られ妄想は、記憶障害などに加えて、本人がかかえる不安やお金に苦労したことなどの経験がかかわって発症するといわれています。

本人の気持ち

・私の知らないうちに隠された

・財布がみつからないのは、盗まれたからに違いない

・いつもいる人（じつは家族）が盗ったんだ

真に受けない

泥棒よばわりされるのは不愉快なことですし、たび重なると、介護者は辟易《へきえき》してくるでしょう。ですが、「盗まれた」と思っている人に「私じゃない」

など と**真っ向から反論しても、疑いは晴れず、かえって騒ぎが大きくなります。**

いろいろな手を使って、冷静な対応を心がけましょう。

■対応のヒント

否定しない——まずは「そうですか、困りましたね」と同情する。

保管場所を伝える——通帳や財布など貴重品の保管場所を決めておき、こまめに伝える。

一緒に捜す——疑われた人がみつけて「ありますよ」とさしだすと、「隠していたのを出した」と確信させてしまう。「お財布がないのは困りましたね」と攻撃は受け流し、「一緒に捜しましょう」と手伝うほうがいい。みつけるのも「ほら、あそこに」と必ず一緒に。

ただし、この方法を何度もとると、本人の**失敗を何度も指摘**することになります。「いつもいやなことをされる」と悪感情につながるため、ときには別の手も使います。

あやまる、演じる——「ごめんなさい。さっきちょっと借りたの」と話を合わせて、言われた金額を返して、その場をおさめる。

ただし、この方法は、演技とはいえ泥棒役になった人が**相当のストレスを感じます。**家族や周囲の人たちは、介護者を孤立状態にしないケアも必要です。

第三者が聞く——「お金を盗まれたんですか。それは大変でしたね」と、第三者が本人の話をきちんと聞いてあげると、怒りを鎮め、おちつかせることができることもある。

ただし、第三者として聞く場合、「○○さんに盗られたんですか」などと**同意するあいづちは禁物**です。「あの人もそう言った」と、疑われている人を追い詰めることになりかねません。

頼れる人だから、わがままになる

泥棒と言われるのは

「泥棒」よばわりされる被害者のほとんどが、近くで親身に介護をしている配偶者や家族などの介護者です。犯人扱いされると、つくづく情けなくなりますが、じつは**もの盗られ妄想が向くのは身近な存在であるため。**信頼されていないからではありません。いちばん安心できる人だから、言いたい放題言ってしまうのです。

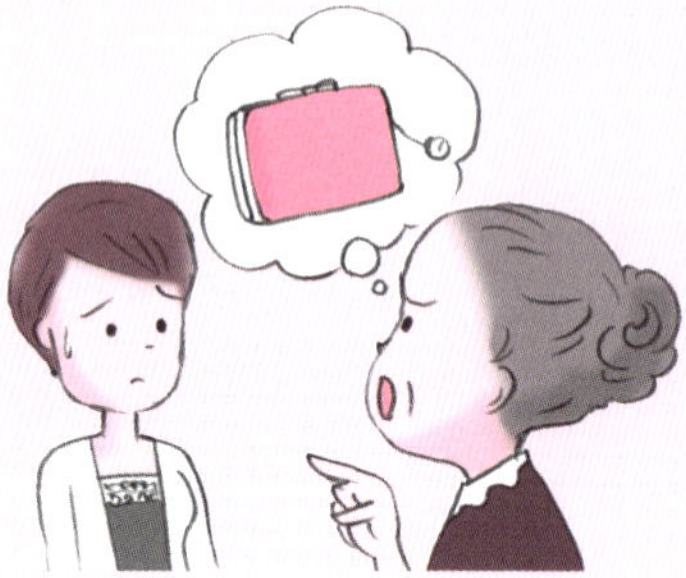

泥棒よばわりされると、一生懸命介護しているのに信頼されていないのかとがっかりする

こんなケースも

・「通帳の残高が減っている」と言う
・着物や骨董品、過去に処分したものなどを「盗まれた」と言う
・「あの人が来るたび、お金がなくなる」などと悪口を言いふらす

身近な人に強く出る

身近な人には安心して言いたい放題になるのは、ほかのシーンでもみられることです。介護してくれる人の前ではわがままいっぱいな

のに、たまに来てくれる人の前ではしっかりした態度になり、認知症ではないようにみえたり、軽度にみえたりすることがあるのです。

認知症の症状の強弱は「より身近な人に対して、より強く出る」のです。毎日つききりで介護してくれる人にいちばん強い症状を示し、ときどきしか会わない人の前では、案外しっかりしているのが特徴です。

介護者にしてみれば、懸命な介護にもかかわらず、認知症の症状にふりまわされる毎日です。ところが、ほかの人への態度は別。それを見ると、「自分にだけ意地悪をしているのでは?」と思うこともあります。

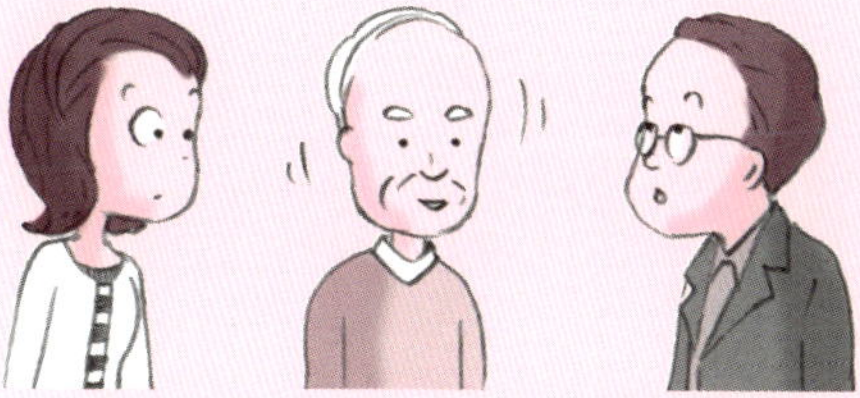

たまに訪ねてきた家族にはきちんと応対する。介護者は「いつもと違う」と思うが、訪ねてきた人は「しっかりしているじゃない」と、介護者を疑ってしまう

介護者を傷つけないように

独立した子どもなど、たまにしか会わない人の前では、挨拶も受け答えもきちんとしており、認知症を感じさせないこともあります。お客様の前では良い子にしている子どもと同じです。

そのことを理解していないと、介護者に対して「しっかりしているじゃないですか」などと言ってしまうことがあります。毎日が疲労困憊の介護者は、認知症の人の態度にも、第三者の言葉にも、ひどく傷ついてしまいます。

症状は身近な人に強く出ることを、知っておきましょう。

1-10

人とのかかわりが減って寂しい

「見捨てられ不安」がある

認知症の症状のひとつに「家族に見捨てられる」と思いこむ、「見捨てられ不安」があります。

認知症になると、かつての行動力や意欲は低下し、家にいる時間が長くなります。人とのかかわりが少なくなり、**孤独や不安を感じ、寂しさを募らせている**ことも多いのです。

認知症の症状を自覚して、自信をなくす人も多くいます。「どうせ自分は誰にも相手にされないのだ」と落ちこみ、自ら心を閉ざしてしまう場合もあります。

どこも悪くないのに、**体の不調を訴えることも**あります。本人は、家族からとりのこされていくような不安や悲しみをかかえていても、うまく言葉にできません。寂しい気持ちを誰かに訴えることができればわかってもらえるでしょうが、言葉にできないので、体の不調を訴えることで、精いっぱいの「心配してほしい」「自分を尊重してほしい」というメッセージを送っているのです。

本人の気持ち

・自分は嫌われているのではないか
・私はのけ者にされている
・私からみんなが離れていく
・誰も相手にしてくれない
・私は家族のお荷物になっている
・ひとりは寂しい

■こんなケースも

・家族はそれぞれ仕事に出ているだけなのに、「私はひとりぼっちでお留守番」と書いたメモをみつけた。母の気持ちを初めて知った

・離れて暮らす母からほとんど毎日電話がくる。そのたびに「長いこと声も聞いていないから」と言う

豊かな老後とはなんだろう

「健康ではない」「お金がない」から豊かな老後を送れない、ということはありません。認知症の人も、そうでない人も、豊かな老後を送るために、なにを望んでいるのでしょう。

■温かい人間関係

健康で経済的な不安もなく暮らしていても、ひとりぼっちと感じるとしたら、寂しい毎日のはずです。認知症の人にとってもそれは同じ。温かい人間関係があってこそ、人生は豊かであるといえるのです。

■健康であること？

介護の必要な状態になっても、自分を支え理解してくれる家族がいて、それを感謝し素直に受け入れられる関係があれば、心豊かに暮らせます。

■経済的には厳しくても……

お金があるから幸せというわけでもありません。経済的に厳しくても、パートナーが認知症でも、仲睦まじく暮らしているご夫婦は、幸せだと感じています。

■生きがいがあること

生きがいをもって暮らしている人たちは、趣味や旅行を楽しんだり、おしゃべりをしたり。友人や家族とのコミュニケーションのなかに幸せをみつけています。人とのつながりは、豊かな人生に欠かせないのです。

1-11

気持ちが落ちこみ、やる気が出ない

落ちこみやすくなった

認知症の初期のころは、病気を自覚できる人もいます。できないことが増えて自尊心が傷ついたり、自信をなくしたりして落ちこみます。約束を守れず「信用を失ってしまった」「とんでもない失礼をした」と落ちこむことも少なくありません。日常の作業がうまくこなせず、「もうだめだ」と悲観することも多くなります。

自分のおかれている状況が把握できずに、うまくいかないイライラや、今後への不安から、**気持ちが不安定に**なってきます。

■本人の気持ち

・日常の作業がうまくこなせない
・自分は異常のようだ
・この先どうなるのか

■周囲の気づき

・長年の趣味を放り出す
・外出時、何度も持ち物を確かめる
・「私はバカになった」と言う
・ひとりになることを怖がる
・泣くことが増えた

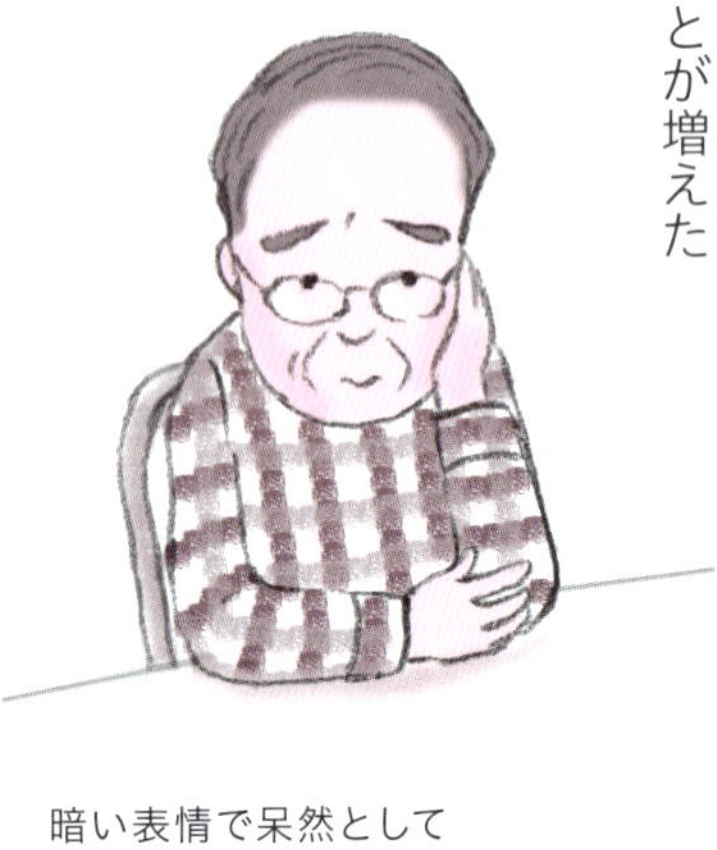

暗い表情で呆然としていることが増えた

うつ病の可能性もある

ものごとをやり遂げる能力が低下すると、余暇を楽しめなくなります。「どうせできない」「やる気が起きない」と、意欲が低下します。

人とコミュニケーションがとれない、感情をうまく伝えられないなどで、孤独感に陥り、抑うつ症状を示す人も少なくありません。寂しさからか、家族の側を離れようとしない人もいます。

ただし、**うつ病でも似たような症状を示す**ことがあるので、気になるようなら、専門医による診断が必要です。

■周囲の気づき

・面倒がる
・だらしなくなった
・死にたいと言う

老年期うつ病と認知症の関係

うつ病はあらゆる年代で起こる心の病気です。老年期に発症すると、認知症のように記憶力や認知能力が低下したり、抑うつ気分が続き「死にたい」という気持ちがどんどん強くなってきたりします。一方、認知症では「死にたい」という感情は、あまり抱かないといわれます。

ただ、症状は似ていることが多いため、両者の見極めは難しいといわれています。

老年期うつ病が原因で記憶力や認知能力が低下している場合は、治療により回復が期待できます。

また、老年期うつ病から認知症に移行する人は、健常の高齢者に比べて多いです。老年期うつ病と診断された場合は、認知症のことも念頭に置く必要があるでしょう。

キーワード

中核症状と周辺症状

認知症の症状は「中核症状」と「周辺症状」の２つに大きく分類できます。中核症状は、脳機能が低下して起こる症状で、認知症の人すべてに現れます。

周辺症状は、中核症状に、本人の性格や身体状況、生活歴、環境などの要因が加わって二次的に現れるものです。対応や環境を工夫することで軽減できます。

周辺症状

人格の変化

幻覚

失禁

妄想

徘徊

昼夜逆転

異食

性的異常

中核症状

記憶障害

直前に見たこと、聞いたことが思い出せない。新しい記憶から失われていく

見当識障害

時間や場所など、自分が置かれている状況を把握する能力（見当識）が低下する

判断力の障害

小銭を判別できないなど、ものごとを適切に判断・処理することができなくなる

認知機能の障害

記憶障害、失語、日常の動作ができない失行、知っている場所で迷うなどの失認、行動できない実行機能障害など

2

不安に寄り添い、心配ごとには対策を

ケース

電話なんてしたかしら

1　Bさんは、娘さんが10年前に結婚して家を出てから、夫と2人で暮らしています。ある日、娘さんがおみやげを持って遊びに来ました。料理好きのBさんは、いつもはりきって献立を考えるのですが、今日はまごまごしています。

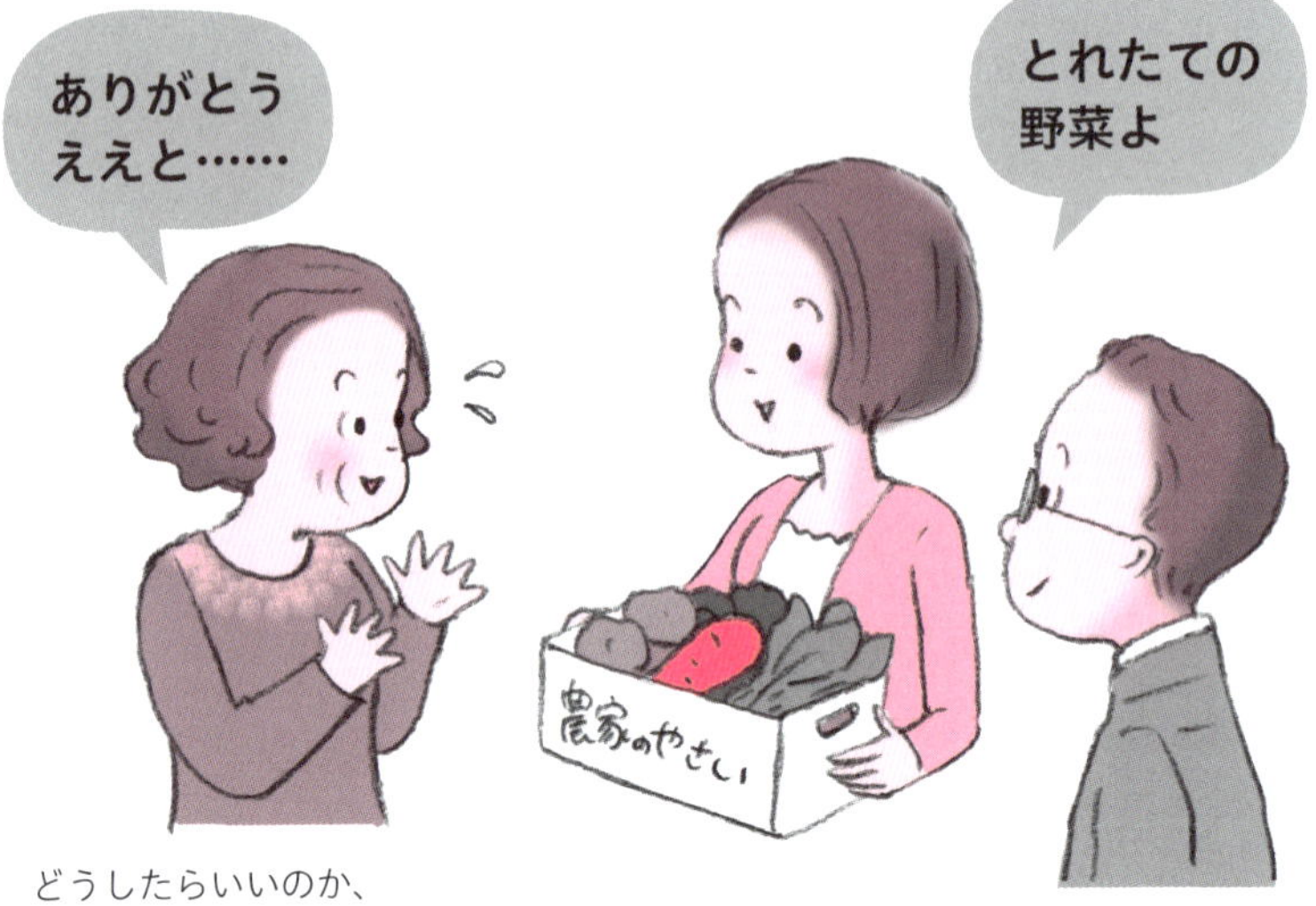
ありがとう
ええと……
とれたての
野菜よ
農家のやさい

どうしたらいいのか、
わからないようす

2　数日後、娘さんはBさんに電話をかけました。どうも話がかみあいません。娘さんが、どうしたの？　と尋ねると、思いがけない言葉。

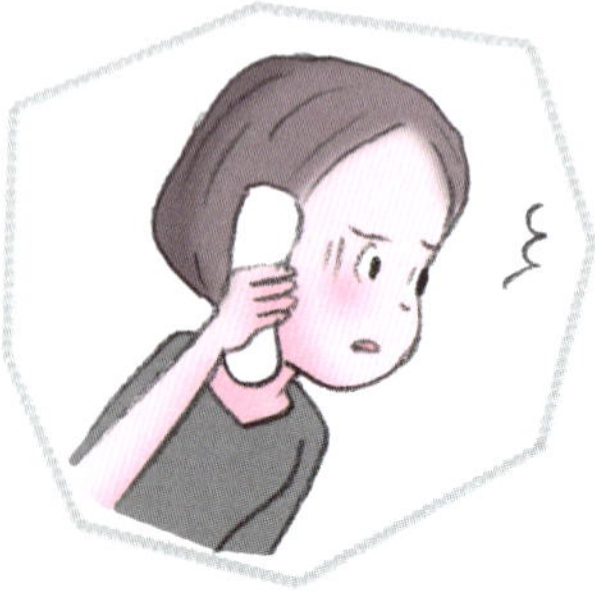

娘さんはショックを受けた

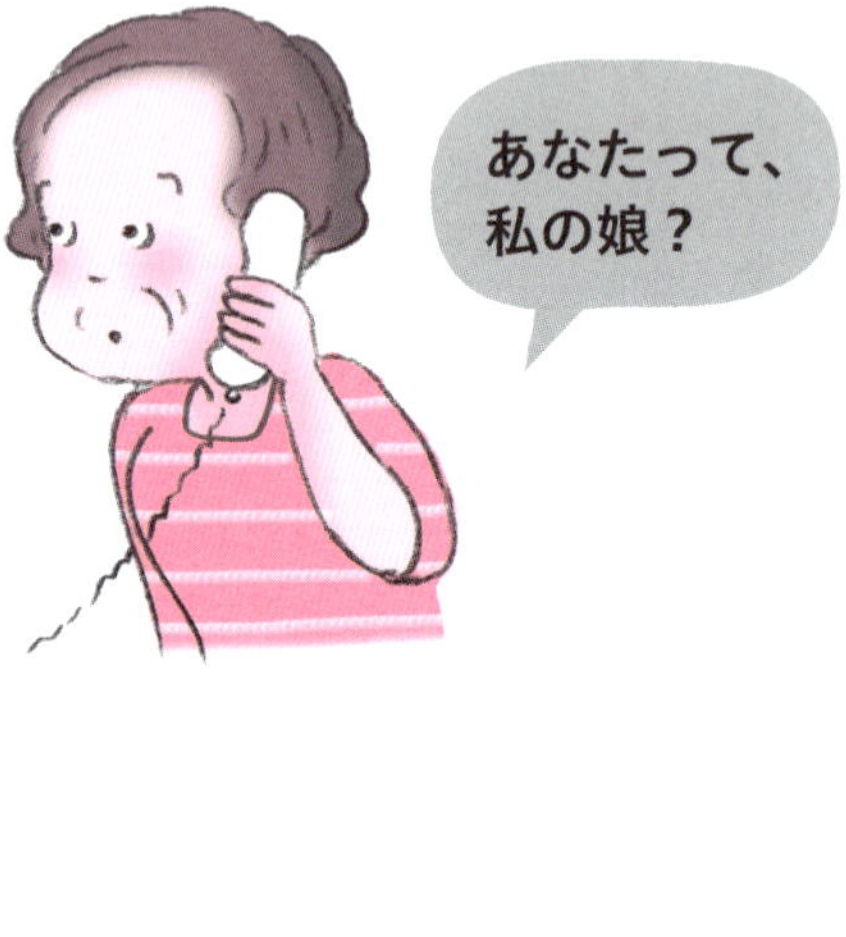
あなたって、
私の娘？

3 驚いた娘さんは、Bさんの家にかけつけます。「あの電話はなんだったの？」と尋ねると、Bさんは「電話なんてしたかしら」と言います。娘さんは、思わずBさんに認知症では、と言ってしまいました。

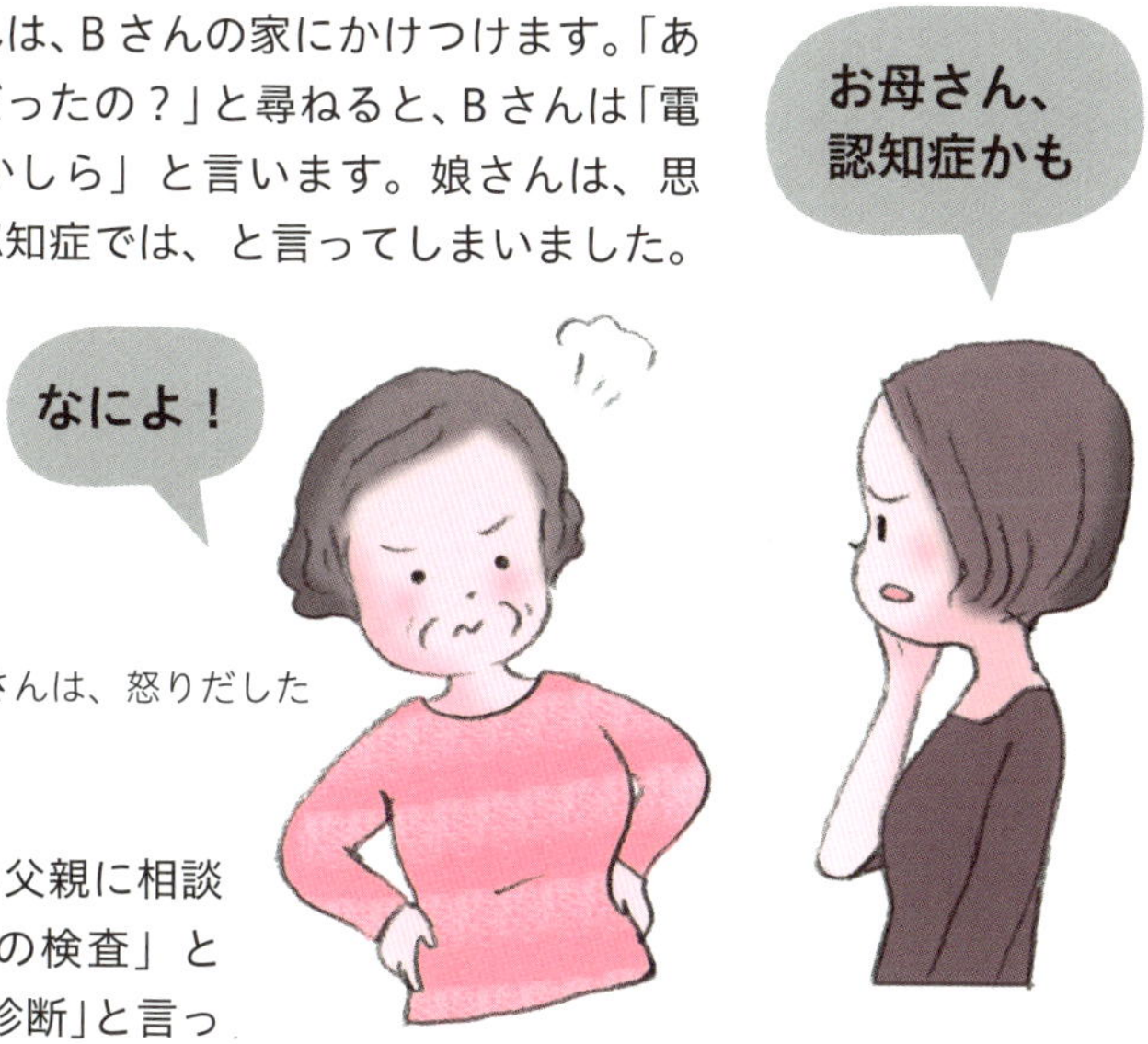

Bさんは、怒りだした

4 娘さんは夫や父親に相談して、「認知症の検査」と言わずに「健康診断」と言って、Bさんと一緒に病院に行くことにしました。

5 Bさんは、初期のアルツハイマー病と診断されました。Bさんはショックを受けましたが、「認知症でも、できることはたくさんある」との医師の言葉に、いつもの明るさを取り戻しました。

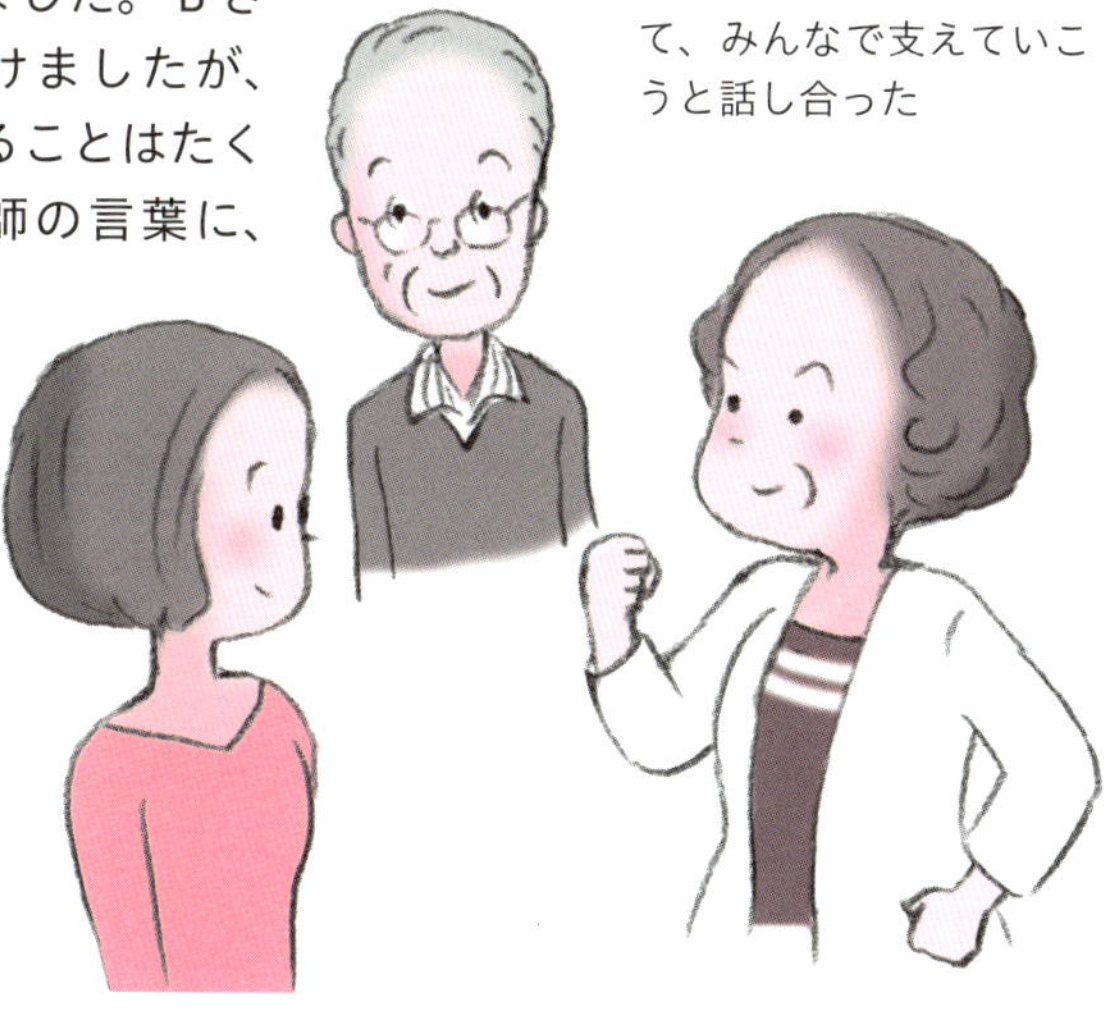

家族もショックを受けたが、前向きなBさんを見て、みんなで支えていこうと話し合った

2-1

しっかりしているときもある

「まだら症状」がある

ひとりの人に、しっかりした正常な部分と、常識的に少しおかしな部分が混在しています。例えば以下のような言動が、ひとりの人にあります。

・道に迷って自分の家に帰れなくなる
・中学生の孫に「お年玉」と言って10円わたす
・ご飯を食べて間もなく「ご飯はまだ？」と尋ね、「食べてない」と言い張る

その一方……

・パソコンを使って日記をつける
・しっかりした表情で話すことがある
・カラオケのマイクを持てば、いつもの調子で歌える

認知症の人は、いつも非常識なことをするわけではありません。常識的でしっかりした言動のなかに、「なぜこんなこと？」という非常識な言動が「まだら」に出現するのが特徴です。

この「まだら症状」は、認知症の初期から末期まで存在しています。

症状が見分けにくい

症状がまだらに出現するので、周囲は、少しおかしな言動を前にしても、今が認知症の状態なのか、正常な状態での勘違いやがんこさなのか、見分けられずに混乱することがよくあります。

正常な状態なんだろうと思い、「どうして子どもでもできることができないの!?」と本人を責め

てしまい、諍《いさか》いになることも少なくありません。

これは体の病気の症状と同じです。例えば、頭痛はあるけれど吐き気はない、でも翌日は熱が出たけれど頭痛はない、など症状は一定ではありません。認知症もそのように考えてみましょう。

受け取り方しだい

同じせりふでも、体の病気で寝たきりの人に言われるのと、一見しっかりした人に言われるのとでは、腹の立ち方が違います。しっかりしたようすで、ひどいことを言われても、**「これは認知症によるもの盗られ妄想が言わせているのだ」**と割りきれば、腹も立たないでしょう。

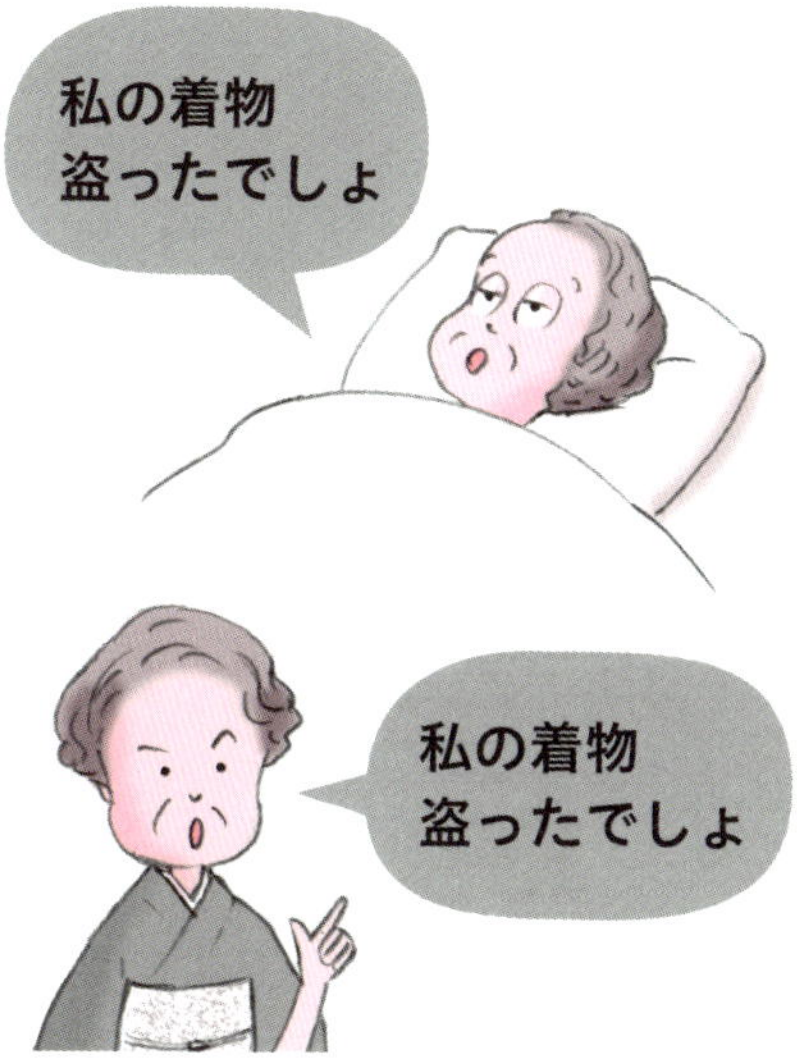
私の着物
盗ったでしょ
私の着物
盗ったでしょ

同じ言葉でも、一見しっかりした
人から言われると腹が立つもの

現れ方の例

ひとりで留守番をしていたとき、実際にはないのに「泥棒が入った」と110番通報をしてしまいました。住所、氏名などをきちんと伝えるなど受け答えがしっかりしていたので、認知症とわからなかったようです。警察が来たところに家族が帰宅。謝るしかありません。

対応のヒント

本人を責めてもしかたがありません。電話をしたときの寂しかった気持ちをくみ、ひとりにしないようにします。**近くの派出所へ認知症の家族がいることを伝えておく**ほうがいいでしょう。

2-2 受診は早いほうがいいのか

早期治療につながる

認知症かもしれないと思う言動があったら、早期受診につとめましょう。認知症の早期受診は、早期治療につながります。早期から認知症に対応することは、本人にとっても、家族にとってもメリットがあります。

治る可能性も

メリットのひとつは、認知症かどうかも含め、原因が明らかになることです。原因によっては、早期に治療を始めれば、治るものもあります。

医師との関係づくり

医師と患者の関係も、人間関係のひとつです。認知症と診断されたら、医師と初期段階から対話し、信頼を築きあげたいものです。

早期から認知症への対策が立てられるのは、大きなメリットです。認知症の正しい知識や対応がわかれば、生活の混乱を少なくでき、進行を遅らせることにもつながります。また、制度やサービスの利用なども、余裕をもって準備できます。

チェックしてみよう

「もしかして、認知症では?」と気づいたきっかけを、認知症の人を介護する家族に聞きました。左ページの表は医学的な診断基準ではありませんが、早期発見のめやすとしてチェックしてみましょう。いくつかあてはまるようなら、受診を検討しましょう。

チェック表

1 もの忘れがひどい

- □ 今切ったばかりなのに電話の相手の名前を忘れる
- □ 同じことを何度も言う、問う、する
- □ しまい忘れ、置き忘れが増え、いつも捜し物をしている
- □ 財布、通帳、衣類などが盗まれたと、人を疑う

2 理解力・判断力が衰える

- □ 料理、片づけ、計算、運転などでミスが多くなった
- □ 新しいことが覚えられない
- □ 話のつじつまが合わない
- □ テレビ番組の内容が理解できなくなった

3 時間・場所がわからない

- □ 約束の日時や場所を間違えるようになった
- □ 慣れた道でも迷うことがある

4 人柄が変わる

- □ ささいなことで怒りっぽくなった
- □ まわりへの気遣いがなくなり、がんこになった
- □ 自分の失敗を人のせいにする
- □ 「このごろ、ようすがおかしい」と周囲の人に言われた

5 不安感が強い

- □ ひとりになると怖がったり、寂しがったりする
- □ 外出時、持ち物を何度も確かめる
- □ 「頭が変になった」と本人が訴える

6 意欲がなくなる

- □ 下着を替えず、身だしなみにかまわなくなった
- □ 趣味や好きなテレビ番組に興味を示さなくなった
- □ ふさぎこんでなにをするのも億劫がり、いやがる

公益社団法人認知症の人と家族の会　「家族がつくった『認知症』早期発見のめやす」より改変

2-3

自分の状態をはっきり知りたいが……

本人が気づきはじめる

ひどいもの忘れを自覚したころから、本人は、身に覚えのないぬれぎぬを着せられたり、家族や知人とのたび重なるトラブルを経験したりします。「やはり、おかしいのは自分のほうでは?」と感じるようになっていきます。自分はどうなってしまったのかと不安になり、認知症について多少は聞いたことがあるので、**自分も該当するかもしれないと思いはじめます。**

本人の気持ち

・頭のなかがおかしい
・これまでの自分と違う
・なぜトラブルが続くのだろう
・もの忘れがひどすぎる
・これはぼけの症状ではないか
・年のせいばかりではないかも
・私はぼけた?

知りたい反面、認めたくない

認知症といえば、食事や排泄《はいせつ》など身のまわりのことができなくなって、すべて人の世話になり、いつか家族の顔すらわからなくなる——。そんな自身の衰えを嫌悪し、自分の情けない姿を想像してしまいます。「家族に迷惑をかけるのではないか」「家族の重荷にはなりたくない」「でもこの状態を放っておけない」と葛藤します。

受診を考えるころの認知症の人は、**自分の変化**

を自覚しながらも、結果を知って次の一歩を踏み出そうという勇気が出てきません。さまざまな心配や迷い、不安、否定など、大きなストレス、重圧との闘いです。そのつらさは、周囲の人の想像以上でしょう。

■ **本人の気持ち**

・もっとしっかりできるはずだ
・年齢相応じゃないのか
・病院に行ったほうがいいのか
・ちゃんと知りたい
・すべてのことを忘れたわけじゃない
・私は病気ではない
・治らない病気と言われたくない
・人には言えない
・認知症と宣告されるのはこわい
・受診しても、医師の話がわかるか心配

家族が気づきはじめる

認知症の人の**変化に気づくのは、やはりもっとも身近にいる家族です。**「年だから」との思いから、「やはり少し度が過ぎるのではないか」に変わり、認知症を意識するようになっていきます。

■ **こんなケースも**

・引き出しを何度も開け閉めするなど、意味のわからない動作をくり返す
・失敗が多く、意味の通じない言い訳をする
・部屋にこもり、人に会わなくなってきた
・おしゃれな人だったのに服装にまったく気をつかわず、だらしない印象になってきた
・同じ料理が毎日続く。料理が得意な妻だったはずなのにおかしい、と疑念が強くなる
・ひとりでそっと泣いていた

2-4

病院に行きたくない・行く必要はない

現実を知りたくない

認知症の人は「どこも悪くない」「認知症にはならない」と思っています。初期には、自分で異変に気づいていても、現実を知るこわさから、かたくなに受診を拒む場合もあります。

「あなたは認知症かもしれない。病院に行きましょう」と**無理やり受診させるのは、本人のプライドを傷つけます。**理詰めの説得もよくありません。本人の気持ちに十分配慮して受診を促す必要があります。本人の気持ちをくみ、「健康診断に行きましょう」など、納得しやすい言い方で誘いましょう。場合によっては、うそも方便。「私の病院につきあって」などと誘ってもいいでしょう。

できれば専門医を受診する

介護生活を通して、認知症の治療や体調の管理、生活上のアドバイス、介護保険を申請する際の主治医の意見書など、**主治医は重要なキーパーソン**です。日ごろから連絡を密にして、本人のことや、家族の状況などをよく理解してもらうことが大切です。

受診先は精神科、神経内科が中心ですが、近年は認知症専門外来も増えてきました。できれば、主治医は認知症の専門家が望ましいです。

本人の身体面の健康を保つためにも、通院は欠かせません。通院が難しい場合は、往診を利用しましょう。

対応のヒント

異変に気づいても、そのことを受診の理由にしないことが基本です。

なお、受診の際には、受け付けに時間がかかることがあり、順番待ちが苦手な人もいるので、付き添いは2人いると安心です。

❶まずは一般の診療科に行く

認知症をみるのは**「精神神経科」ですが、抵抗のある人が多い**ため、最初は「もの忘れ外来」「老年科」「心療内科」「神経内科」などでみてもらうのもいいでしょう。

❷「私の健診につきあって」と誘う

医師にお願いしておき、家族が健診を受けるふりをします。診察室に一緒に入ってもらい、医師から「せっかくだから血圧を測りましょうか?」と受診を促していくように演技してもらいます。たいていの場合、医師の言うことは拒否しません。

❸保健所などの健康診断に誘う

本人が病院に行くことに抵抗があるなら、「保健所に**健康診断に行こう**」と誘ってみましょう。地域の保健所や保健センターならハードルは低いはずです。ただし、認知症相談をしているかどうか、確認しておきます。

❹かかりつけ医に協力してもらう

本人が信頼している**かかりつけ医に事情を説明しておき、**「少し検査をしたほうがいいので、知り合いのよい先生を紹介します」とすすめてもらいます。かかりつけ医に言われ、紹介状まで渡されると、ほとんどの場合は従います。

頭痛やだるさなど**身体症状があるときは、**その受診をきっかけにします。

❺第三者にすすめてもらう

別居している子ども、友人、ヘルパーさんなどの言うことは聞くことが多いようです。

2-5

認知症と診断されてショックを受けた

予測していてもショック

覚悟して受診したとはいえ、医師から「認知症です」と告知されると、**本人も家族も相当なショックを受けます。**「やはりそうだったのか」というあきらめに似た思いと、「なにかの間違いではないか」と否定したくなる思いが交錯します。

■本人の気持ち

＊不安、恐怖（→P62）

＊落胆

・もう治らないのか
・私の人生は終わったも同然だ
・この重荷は背負いきれない
・告知されたくなかった

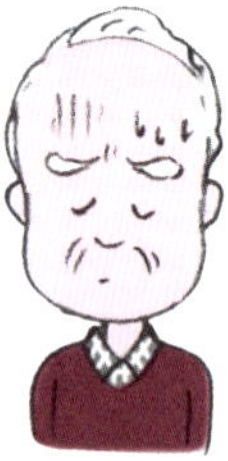

＊怒り

・なぜ私が認知症に
・いったいなにが悪かったのだろう
・間違いじゃないのか
・自分はぼけていない

＊迷惑をかけたくない

・家族の重荷になりたくない
・娘が介護することになるのか

＊いらだち

・なぜかイライラする
・なにもできなくなるのか
・なりたくてなったわけじゃない
・くやしい

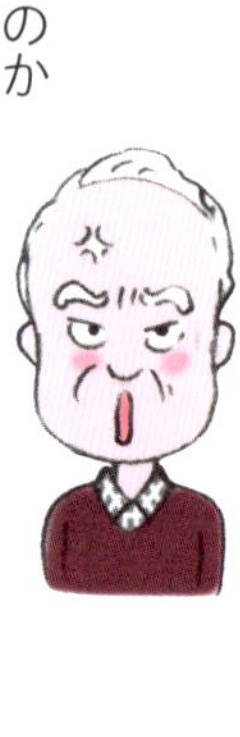

＊心配
・いろいろなことがわからなくなるのか
・これからどんどん悪くなっていくだろう
＊孤独
・きっと見放されるだろう
・このつらさを誰もわかってくれない
・私のことを忘れないでほしい
・生きていてもしかたがない
＊驚き
・えっ認知症だったのか
・よりによって認知症とは
・なんということになったのか
＊ピンとこない
・アルクハイムって素敵な名前（アルツハイマーと聞いた本人の感想）
・今後のことが想像できない
・自分のことだと思わなかった

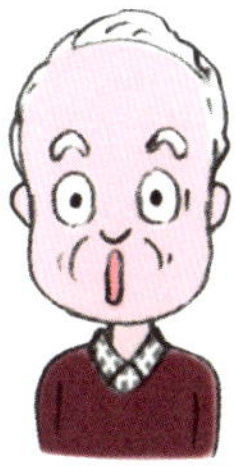

診断は画像データが重要

医療機関を受診すると、まず問診があります。本人の日ごろの言動、睡眠の状況、気になるようすなど、くわしく聞かれます。問診で認知症かどうか見当がつきます。知能テストをおこなうこともあります。

さらに、認知症は病名ではなく症状の名称なので（→P78）、検査を進めて、原因となる疾患をつきとめます。

原因疾患はコンピューター断層撮影（CT）や磁気共鳴画像（MRI）などで診断できます。なかには、脳外科で治すことが可能な病気もあるので、一度は専門医の診断を受けるよう、おすすめします。

診断がつくと、病名の告知がなされます。本人にどのように伝えるかは、そのときの状況や人となりに合わせる必要があります。

パニックになる

「施設に入るかデイサービスを考えて」など**複数のことを言われると混乱します。**判断力が落ちているためと、不安や恐怖から冷静に考えられず、パニックになる人もいます。

本人の気持ち

・いったいどうしろというんだ
・なにから手をつけていいのかわからない
・叫びたくなる

もっと知りたい

不安から病気について知りたがります。自分の状態や今後の見通しについても、医師や周囲の人に説明を求めます。ただ、説明を聞いても理解力が落ちていて、説明がよくわからないということもあります。

本人の気持ち

・アルツハイマーってなんだろう
・自分の受診記録やカルテをみせてほしい
・海馬《かいば》ってなんだろう
・これはどんな病気なのか

よかったと思う人も

不安や恐怖で心がいっぱい、わけがわからないという状態より、**はっきりわかってよかった**という感想は多くあります。病名がわかれば対処法もあるだろうという期待もあります。

一方、よかったと思う反面、今後の生活への新たな不安や恐怖がおしよせてきます。

本人の気持ち

・はっきりわかって救われた
・言いにくいことなのにはっきり言ってくれた
・不安が軽くなった

・わからなければ悩みつづけただろう

受け止めるまでは

認知症の初期には、今後さらに認知症が進み、死ぬまで家族に迷惑をかけつづけるのではないかと、自分の状況を想像することはできます。

しかし、病気を受け止め、それでも生きていこうという段階に至るまでには、**まだ時間がかかる**でしょう。

告知のしかたを考えてほしい

認知症の診断は本人にとって相当なショックであり、新たな苦しみの始まりです。

だからこそ、多くの人が医師に望むのは、**告知の方法を探ってほしい**ということです。本人に対してストレートに「認知症です」と告げる場合もあれば、家族にのみ伝えるなど、医師の告知のしかたはさまざまです。

■家族の気持ち

・つき放すような言い方をしないで
・本人にはっきり言わないでほしかった
・先に家族に伝え方を相談してほしかった
・医師は義務感のみか。優しい気持ちをもってほしい
・話が難しくてわからない
・いきなり言わないでほしかった

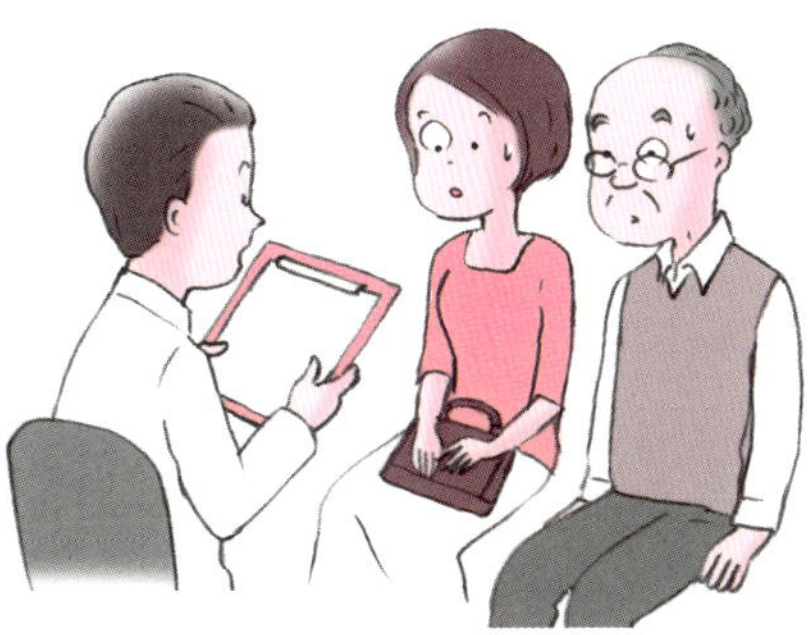

「がんの宣告より厳しい病名だ」
と感じる人もいる

2-6

自分を失っていきそうで怖い

将来に対する不安と恐怖

私たちは、ある程度先の見える将来への安心感があるからこそ、穏やかに暮らしていけます。しかし、認知症の人の場合、ほとんどの人が、安心感は消失し、不安や恐怖がふくらんでいくといいます。自分自身の脳が急速に衰え、記憶力・判断力・知能などが徐々に失われていくのが感じられるからです。

自分の病気だけではなく、家族に迷惑をかけて嫌われるかもしれないという不安もあります。

時とともにできないことが多くなり、先の見えない焦りや恐怖にさいなまれます。自分が自分でなくなってしまう不安から、**自分を見失わないために必死で闘いつづけているのです。**症状が少しずつ進むつらさは、本人にとっては、非常に残酷な時間との闘いともいえるでしょう。

部屋で背中を丸めてじっとふさぎこんでいる人も、一見おちついている人も、心にかかえた不安や恐怖は同じ。口に出さないからといって、平気でいるわけではありません。

本人の気持ち

・とんでもないことを起こしたらどうしよう
・なにもわからなくなるのか
・どんな人間になってしまうのか
・これからどうなるんだろう
・私など忘れられてしまう
・私は遠いところへ行ってしまう

・どうしていいかわからない
・普通に生きていけるのか

恐怖感はさまざま

認知症の人がもつ**恐怖感はひと通りではありません。**「自分がおかしくなるといやだな」という自分への恐怖。さらに「ひとりぼっちが怖い」という孤独に対する恐怖、また、「ひとりでいて知らない人が来たらどうしよう」という他人への恐怖などです。

別の人間になりそうな不安

「穏やかな性格だったのに、怒りっぽく、いつもイライラするようになった」など、認知症になると**「性格が変わった」**と周囲の人から言われることがあり、本人も「別の人間になってしまった」と感じています。

もの盗られ妄想も、この一例。記憶障害に不安や葛藤がからまり、周囲に理解されない不安が鬱《うっ》積《せき》していることの現れです。

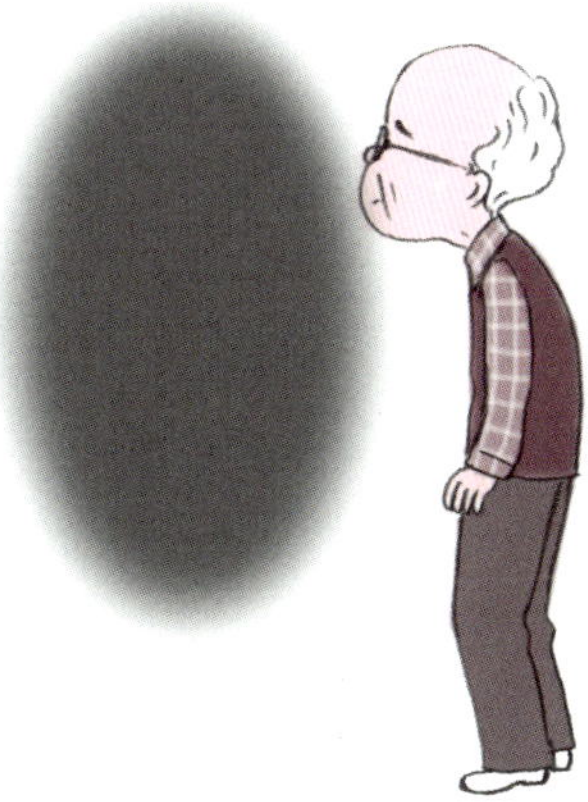

暗闇に向かって進むような気持ちに

家族も同じ思いに

認知症と診断された本人は複雑な思いを抱きますが、それは家族も同じこと。不安や心配、「怒って悪かった」などと、これまでの自分たちのおこないを反省する人もいます。

同時に、これから家族として支えていく現実に直面し、**介護の決意を迫られます。**

解説……

認知症の最大の原因は加齢

本人も家族も原因を探すが

認知症だと診断されると、本人や家族は原因を探し、**納得のいく答えをみつけようとします。**「大きな手術をして麻酔をかけたことが原因か」「働きすぎて無理がたたったのか」などと思い悩み、家族も「引っ越しをさせたから」「ひとりで放っておいたから」などと後悔しがちです。こうした原因探しには、あまり意味はありません。

遺伝が原因か

遺伝が原因かもしれないと考える人は多くいますが、**ある遺伝子に異常があれば必ず認知症になる、というものはみつかっていません。**

アルツハイマー病は脳の萎縮によって認知症が現れる病気で、原因は2つあります。まず、アミロイドβ《ベータ》という物質が、脳の神経細胞の周囲に沈着すること。それにより神経細胞の働きが落ちていきます。もうひとつは、神経細胞の中にある神経原線維が変性することで、神経細胞が死んだり機能が落ちたりすることです。

関与する遺伝子について研究が進められていますが、加齢によるアルツハイマー型認知症は、遺伝の要素は少ないと考えてよいでしょう。

脳の病変による認知症がある

脳そのものの病変による認知症（↓P78）があります。脳内血管の変化、内分泌・代謝・中毒性疾患、感染性疾患などです。これらのなかには手術や薬物療法などによって症状が改善する可能性があるものもあります。早期発見が重要なカギになります。

加齢の影響が大きい

認知症を発症した原因として、もっとも考えられるのは、加齢。やはり「年のせい」なのです。

認知症は、老いとともに現れてくる、自然な現象のひとつです。記憶力や判断力、認識力などがなくなっていき、最期はなにもわからない状態で死を迎えます。

人間にとって死は大きな恐怖です。クリアな意識で死を迎えるのだとしたら、人生最期のときは、たいへんつらいものになるでしょう。認知症があるからこそ、安らかに死ねるのかもしれません。天が用意した、自然現象であるゆえんです。

誰もがいずれ発症する

認知症は特定の人がかかる病気ではありません。別の病気でも老衰でも同様に、体が弱って食事や排泄に介護が必要になってきます。最期には意識がもうろうとして、会話もできなくなります。誰もが最期は認知症を発症するといえるのです。

必要なプロセスともいえる

原因を探してもみつかりませんし、後悔しても遅いのです。やがて多くの人は「あれこれ考えても、しかたがない」という心境に達します。

ただ、多くの当事者や家族にとって、原因探しから受容までのプロセスは、欠かせないものだともいえます。ひとしきり悩んだ結果、「しかたがない」と現実に向き合う決意をして、次のステップへと進めるからです。

これ以上、進行させたくない

進行していくのはつらい

認知症の人にとって、症状が進むという現実は非常につらく、耐えがたい苦痛です。本人も家族も、認知症だとわかったら、**これ以上症状を進ませたくないと思う**のが普通です。

その状況に「もう治らない」「今後の見通しは楽観視できない」とふさぎこんでしまうか、なんとかしようと思うかは、本人しだい。自分なりに調べて動きはじめる人も多くいます。

■本人の気持ち

・寝たきりになるのはいや
・どんどんわからなくなっていくんだろう
・ほかの病気になるかもしれない

自分でできることもある

認知症は新薬の開発も進み、原因となる病気の種類によっては治療も可能です。また、記憶障害や判断力の低下などの中核症状は病気の経過にあわせて進行していきますが、周辺症状は生活環境の整備や介護の工夫で軽くすることが可能です。**認知症になっても、希望を捨てることはありません。**今できる治療を続け、進行を最小限にとどめる努力をすることも可能です。

自分なりに対策を立てる人も多くいます。認知症になっても、自分でできることはたくさんあります。衰えている機能があっても、元気な機能を最大限に活用します。体操や運動で体を動かしたり、家事で手先を使ったり、自ら積極的に行動する気持ちは大切にしましょう。

■本人の気持ち

・体を動かそう
・受診計画を立てよう
・無理をせず、疲れたら休もう
・健康診断をきちんと受けよう
・薬をきちんとのもう

かかりつけ医に頼んでおく

認知症は専門医が少なく、遠方まで通院するのは大変です。認知症の治療も、ふだんからの、かかりつけ医の協力が役に立ちます。認知症以外の病気の早期発見のためにも、**かかりつけ医で定期的に健診を受ける**といいでしょう。日ごろ、さまざまな体調をみている医師だからこそ、小さな変化に気づいてもらうことができます。

進行度と周囲の大変さは比例しない

認知症は、もの忘れが多いという程度から、ほとんど寝たきりで人の顔も識別できなくなるまで、徐々に進んでいきます。本人も家族も、今の段階を知りたがりますが、認知症の進行度ははっきりと区分けできないのです。個人差も大きく、認知症のもとになる病気によっても違います。

進行度を知りたがるのは、今後、介護がより大変になるかどうかが心配だからでしょう。ただ、介護は、初期だからラク、後期は大変というわけではありません。さまざまな問題行動も、それぞれ半年から1年ほどで収まっていくものです。むしろ、介護の大変さは、認知症の人の気持ちに寄り添えるかどうかに、大きくかかわっています。

2-8

助けてほしいと言いたいけれど

人には言えない

認知症になると、家族や周囲の支援がなければできないことが増えていきます。しかし、支援の手がほしくても、周囲に迷惑をかけたくない気持ちから、本人は「助けてほしい」となかなか素直に言えません。そう言うには、**相当な心の葛藤がある**ようです。

人前で「わからない」「できない」と言うのは、勇気のいることです。家族や周囲の人から「そんなこともわからないの？」と思われることは、本人にとって、非常に大きな屈辱や羞恥にほかなりません。

また、他人に体を触られたり、人前で洋服を脱いだりすることへの抵抗感から、入浴や身だしなみのケアをいやがる人もいます。

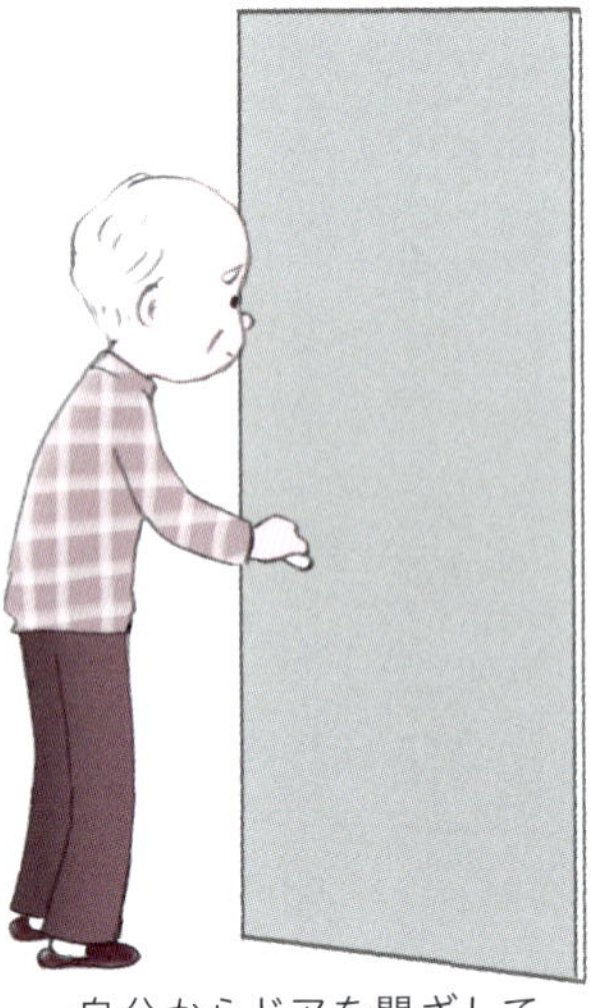

自分からドアを閉ざして、つらい気持ちをかかえたまま内にこもろうとする

本人の気持ち

・こんな姿を人にはみせられない
・誰にも迷惑をかけたくない
・恥ずかしいので、人に言えない
・外にはとても出られない

こんなケースも

・服をタンスのどこにしまったかわからないようだった。そこで、タンスの引き出しに「シャツ」などと貼り紙をしたら、「みっともない」とはがしてしまった

・家の近くで近所の人に会ったら、黙って物陰に隠れてしまった。「こんなにバカになったと知られたくない」とつぶやいていた

・問診の記入欄の「下着が汚れても平気で着ている」に○をつけない。事実と違うと指摘したら「そんな恥ずかしいこと書けない」という。医師にも言えないのか

対応のヒント

本人も、本音では「誰かに助けてもらいたい」と思っています。その気持ちに配慮して、支援を強要するのではなく、「それならやってほしい」と本人が納得できる範囲のサポートから進めていくといいでしょう。

家族ではなく、**「支援がお仕事の人なら」と抵抗なく受け入れてくれる**場合もあります。公的機関や介護福祉施設、介護ヘルパーなど、あらゆる制度をじょうずに活用して、本人にも納得のいく支援が受けられるよう、支援先をみつけておきましょう（→P145）。

こんなケースも

・話し相手になるなど、本人の気持ちの負担にならない支援からスタート

・「美術館に一緒に行こう」などと誘ってもらうとうれしい。約束を忘れないよう、事前に確認してもらえると助かる」と言われた

・「これからどんどん悪くなるだろうから、支えてほしい」とはっきり頼まれた

2-9

ひとり暮らしを続けていきたい

初期なら可能なことも

介護は、かつてのように同居家族が中心になっておこなう形のほか、**「おひとり様」などの形がめだってきました。**日本では、65歳以上の単独世帯が年々増えつづけ、厚生労働省の統計によると令和5年には855万3000世帯。65歳以上の認知症の出現率が約12％なので、単純に考えても、ひとり暮らしの認知症の人は全国で約102万6360人いることになります。

症状が進むにつれ、生活上の不都合なことが多くなるなど、本人も周囲も、「いつまでひとり暮らしを続けていけるか」という不安が襲ってきます。

だからといって、離れて暮らす親子が急に同居するのは難しいことです。また、少子化のため、身寄りのない人もいるでしょう。

認知症の初期で、周囲とのコミュニケーションが十分とれるうちは、ひとり暮らしは可能です。そのためには、さまざまな制度を知り、じょうずに活用していくことがポイントになります。

やっておきたいこと

まずは専門医を受診し、介護保険の申請をして、**生活環境を整えていきましょう。**

地域の社会資源や見守りグッズなどを活用して、本人を支える体制をつくります。介護保険以外に、福祉事務所がおこなうサービスもあります。認知症の人の家族会や、認知症カフェなどで、情報を集めておくことも大切です。
次のようなことをおこなっておきます。

■お金の出し入れの方法を決めておく

支払いも受け取りも自動振込を利用し、手元の現金は最小限にするほうが安心です。将来お金の管理を頼む後見人も決めておきます（↓P75）。

■火の始末をきちんとする

ガスを使うなど、日常生活に欠かせない火を扱うときには、細心の注意が必要です（↓P76）。

■いざというときの連絡先をわかりやすく

自宅の電話の横などに、大きな文字で貼っておくと、誰の目にもとまります。所持品にも連絡先を書いておきます。

サポーターをみつける

いざというとき頼りになるのは、遠くの家族より近くの他人。身のまわりのサポーターをみつけておきましょう。認知症サポーターが、本人や家族を手助けしている地域もあります。

本人を支える体制

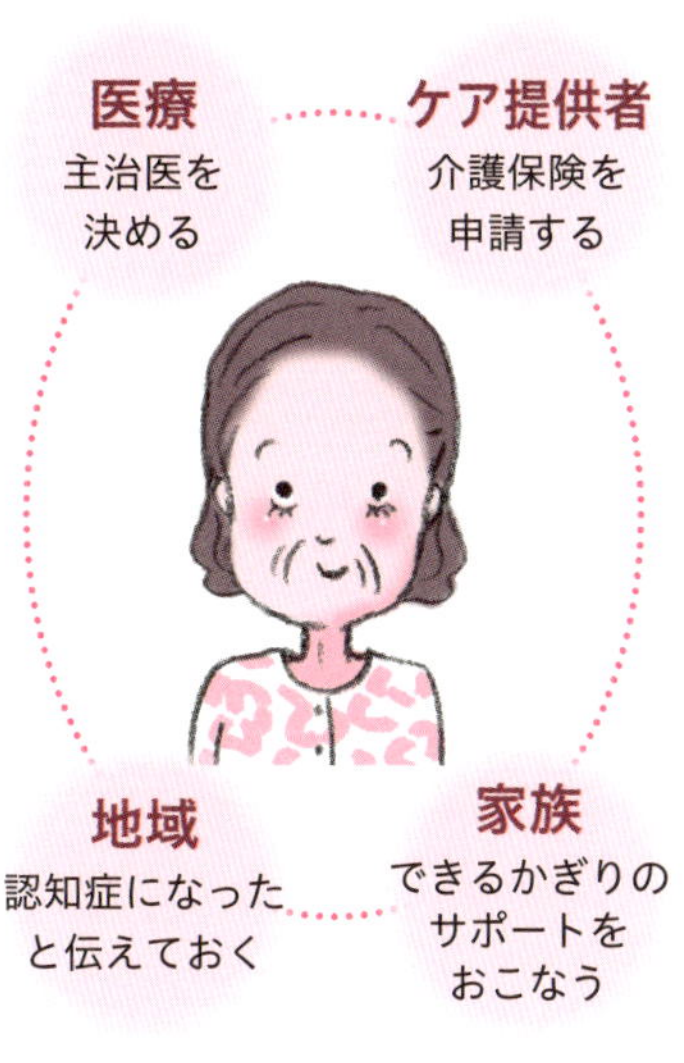
医療
主治医を決める
ケア提供者
介護保険を申請する
地域
認知症になったと伝えておく
家族
できるかぎりのサポートをおこなう

地域の人に、ひと声かけてもらうように頼みます。近所の人だと気がひけるなら、地域の民生委員の方に認知症であることを伝えておきます。困ったことがあれば手伝ってもらえるように、いつでも相談できる頼れる人をみつけておきましょう。
次のような人は、ぜひみつけておきたいです。

■移動を助けてくれる人

外出時の地図や目、足代わりになってくれる人を、日ごろからお願いしておきます。

合い鍵を預けられる信頼できる隣人

遠くの家族よりも、信頼できる隣人に合い鍵を預けておくほうが、万が一のときには助かります。

食事など生活の日常を支えてくれる人

食事の支度やゴミ出しなど、身のまわりの世話を頼めるヘルパーの派遣を頼んだり、配食サービスを利用するのも、ひとつの選択肢です。

毎日ようすをみてくれる人

日によって症状が変わる認知症の人にとって、毎日顔を出してくれる人の存在は大切です。

いざというときの手立てを

認知症の人は、徘徊や体調の急変など、対応を急がねばならないことがあります。事態を予測して、対策をとっておきます。また、将来、胃ろうや終末期医療など、どのような形で看取りをするかも考えて、情報を集めておきましょう。

場合によっては、ひとり暮らしはあきらめざるを得ないこともあります。暮らし方のメリット・デメリットをおさえて検討しましょう。

＊家族宅によびよせる

本人は環境が変わって不安

家族は遠距離介護の負担が減る

＊家族が移住する

本人は人が増えておちつかない

家族は暮らし方が変わる

＊老人ホーム

本人は環境が変わり不安

利用料が安い特別養護老人ホームはあきが少なく、民間の有料老人ホームの利用が増えている

＊認知症高齢者のグループホーム

本人に合った介護で穏やかに暮らせる

小規模なので、施設のあきが少ない

2-10

お金の管理が心配になってきた

お金の心配は解決しておこう

稼ぎがないのに、医療費がかかる現実は、本人に大きな不安を与えます。毎月の収入と預貯金はどれだけあり、医療費を含めた支出はどれだけかかるのかを整理し、毎日の生活は心配ないことを知れば安心できるでしょう。

いずれお金の管理をすることは難しくなります。できれば、まだ**本人が判断できるうちに、金銭管理の委託先を決めておく**ほうがいいでしょう。

ただ、どんなに信頼している身内でも、金銭トラブルは深刻な問題に発展しかねません。家族以外の第三者の金銭管理サービスを利用するのも、ひとつの方法です。

調べて整理する

収入

年金または障害年金、特別障害者手当、預貯金、有価証券、不動産、資産、各種保険金

支出

医療費、介護費、住居・水道光熱費、食費、交際費、通信費など

今後の収入見込み額、財産分けのことも考える

記録しておく

絶対に必要な費用の額と支払い方法を考える

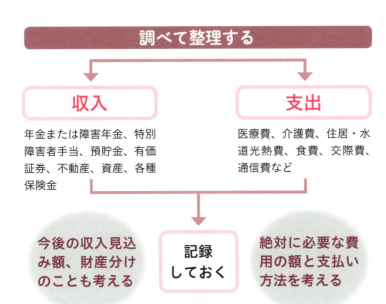

2-11

詐欺の被害にあいたくない

高齢者につけこむ詐欺

残念なことに、高齢者や認知症の人を狙った詐欺が絶えません。判断力が低下した認知症の人は、かっこうの詐欺の標的です。勧められるままに商品を買ったり、振り込め詐欺にあったりすることがあります。

ひとり暮らしや、日中、家族が不在で話し相手がいない認知症の人にしてみれば、親身に話を聞いてくれる人は「優しい人」。手口も悪質で巧妙になっているため、つい信用して、言いなりに売買契約を交わしてしまいます。

認知症の人は「だまされた」という認識がないため、**発覚が遅れることもあります。**多額の負債をかかえる、老後の資金を失う、不要なものが家にあふれる、といったことになってしまいます。

本人の気持ち

・優しい人に勧めてもらったの

・何度も来てくれて、親切にしてくれる人が、せっかく勧めてくれたのだから

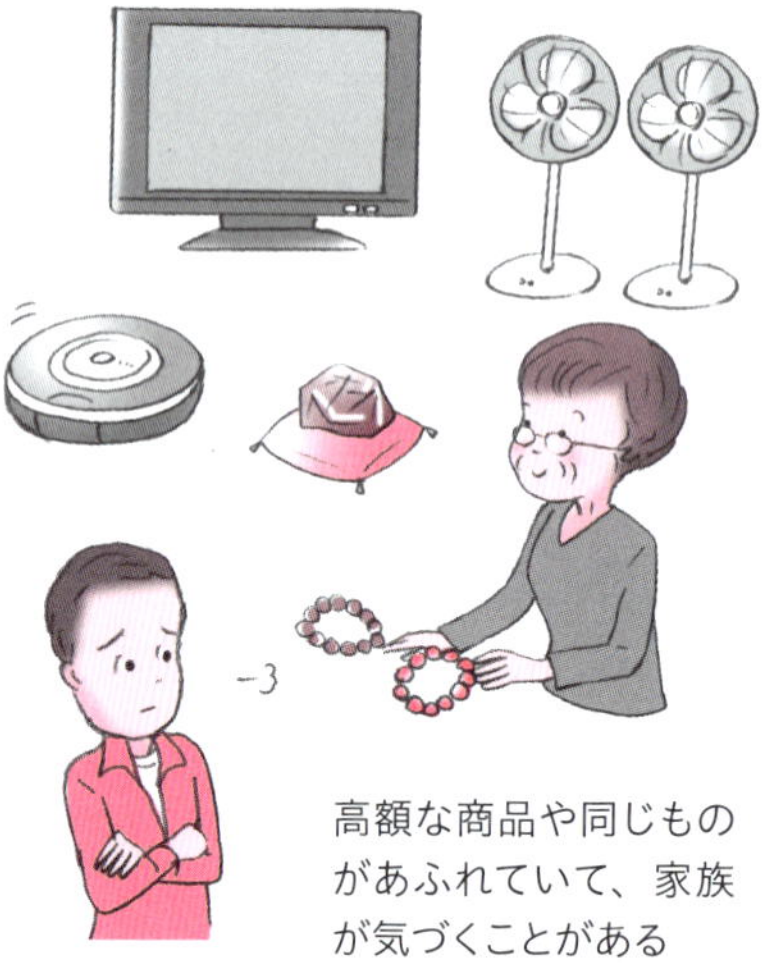

高額な商品や同じものがあふれていて、家族が気づくことがある

被害にあったら

家族はしかたがないと**泣き寝入りせず、解決につとめましょう。**認知症の人の寂しい気持ちを理解することも大切です。

■消費生活センターや警察に相談

被害にあった場合は相談します。訪問販売などの場合は、購入から8日以内なら無条件で返品や契約解除ができる「クーリング・オフ」もあります。

■成年後見制度を利用する

本人の代わりに法的手続きをおこなう制度です。悪徳業者にだまされて契約した場合、法定後見制度では後見人が契約解除できます(下記参照)。

■金銭管理を依頼する

地域の社会福祉協議会による日常生活自立支援事業(地域福祉権利擁護事業)を利用すると、日常の金銭管理を依頼することが可能です。

成年後見人は本人の代わりに法的行為をおこなう

成年後見制度には法定後見制度と任意後見制度の2種類があります。法定後見制度では、本人の判断能力に応じて、後見、保佐、補助をおこないます。家庭裁判所の認めた後見人が、本人に代わって契約を結んだり、取り消したりなどの法的行為をおこなうことができます。

制度の利用を家庭裁判所に申し立てができるのは、本人と配偶者、四親等以内の親族です。身寄りがない人や、親族から介護の放棄・放任、虐待を受けている人は市区町村長や検察官などが申し立てをし、認知症の人の権利を守ります。

任意後見制度は、本人がしっかりしているうちに、自分で後見人を決めておく制度です。契約締結などの代行はできても、本人が結んだ契約の取り消しはできません。

2-12

火を消し忘れたのは私？

火の危険性がわからない

健常な人は、火が危険なものだと認識しています。しかし、認知症の人のなかには、火が危険だという認識がうすれ、事故を起こしてしまうこともあります。

火の不始末で多いのは、消し忘れやタバコの不始末です。「タバコは火のついた危険なもの」という認識がなく、紙くずの入ったごみ箱などに捨ててしまいます。灰皿とごみ箱を間違えることもあります。

鍋の火やストーブを消し忘れたなど、記憶障害が原因で火の不始末を起こすこともあります。また、認知能力が低下して、火を雑に扱うこともあります。

本人の気持ち

一服していたら、台所で家族が騒いでいます。「火がつけっぱなしよ！」と怒られましたが、なんのことでしょう。私は消し忘れていないし、火もつけていないのに。

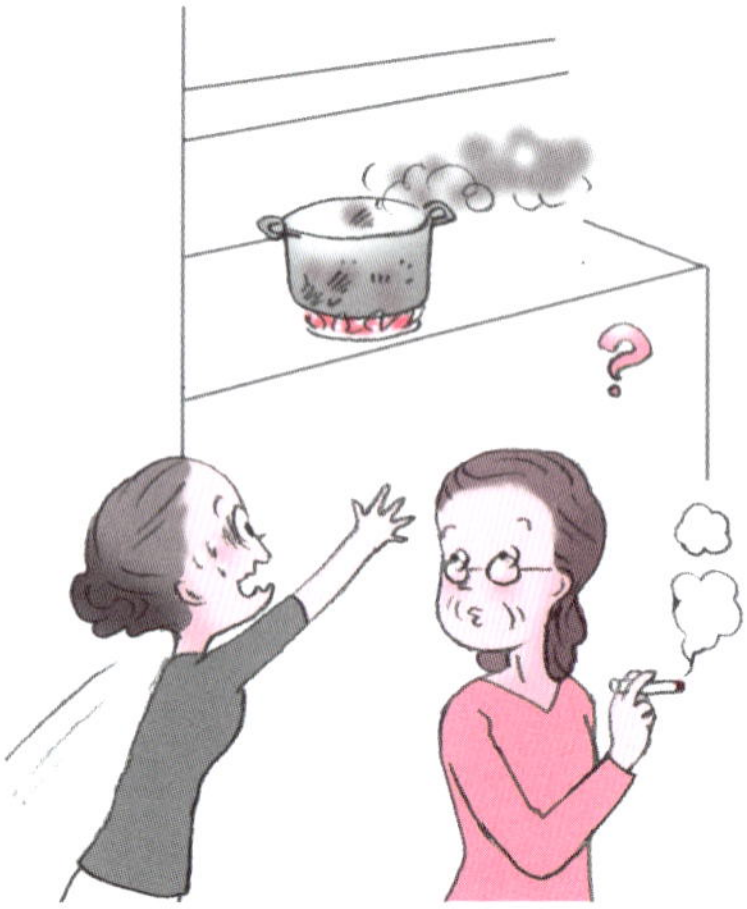

家族は騒いでいるけれど、私は関係ない

家族は先手をうつ

火の不始末には家族も神経質になりがちです。とくにひとり暮らしで火の不始末が起こると、周囲はひやひやします。

しかし、**炊事をやめさせて、本人の役割や能力を奪うのは、あまりよくありません。**大事に至る前に、安全な器具に替えるなど、先手をうち、本人が役割を担えるよう、工夫しましょう。次のような対策がヒントになるでしょう。

■器具をそろえる

ガスコンロからＩＨ調理器に、ガスストーブからエアコンやホットカーペットになど、調理器具や暖房器具は火の出ないものに替える。

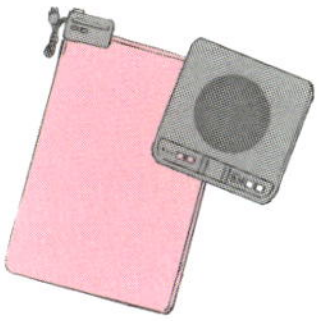

火災報知器をつけ、じゅうたんやカーテンを難燃性のものにする。そのほか、火災防止のさまざまな安全機能つきガスコンロも市販されている。

■なるべく一緒に炊事をする

料理中の火の消し忘れが目立つ場合は、介護者が一緒に料理をおこなうようにする。もしくは、配膳、米とぎ、材料を切るなど、火を使わないことだけ、担当してもらう。

■火が出る器具を扱えないようにする

家族が外出するときはガスの元栓をしめ、燃えやすいものは片づけておく。ごみ箱を灰皿代わりにすることもあるので、ごみ箱に湿ったぞうきんを入れておくのもよい。

■タバコは人目のあるところで

突然禁煙を迫ると激しく抵抗し、隠れて吸うようになる。大きくわかりやすい灰皿を用意し、タバコの管理は介護者がおこなう。

認知症の原因疾患

じつは、認知症とは病気の名前ではありません。脳の病気と、脳以外の身体的・精神的・環境的な要因がからみあって起こる症状です。原因となる病気には、アルツハイマー病などよく知られているものを含め、下記のようなものがあります。

また、認知症と健常との中間として、軽度認知障害（MCI）の症状がみられることがあります。軽度認知障害は、かならずしも認知症に移行するわけではありません。運動や生活習慣病の治療、脳トレーニングなどが予防に有効とされています。

原因となる病気

脳血管障害

脳梗塞や脳出血など、脳の血管がつまったり破れたりする、いわゆる脳卒中を起こすと、認知症が出現することがある。無気力など自発性の低下が特徴

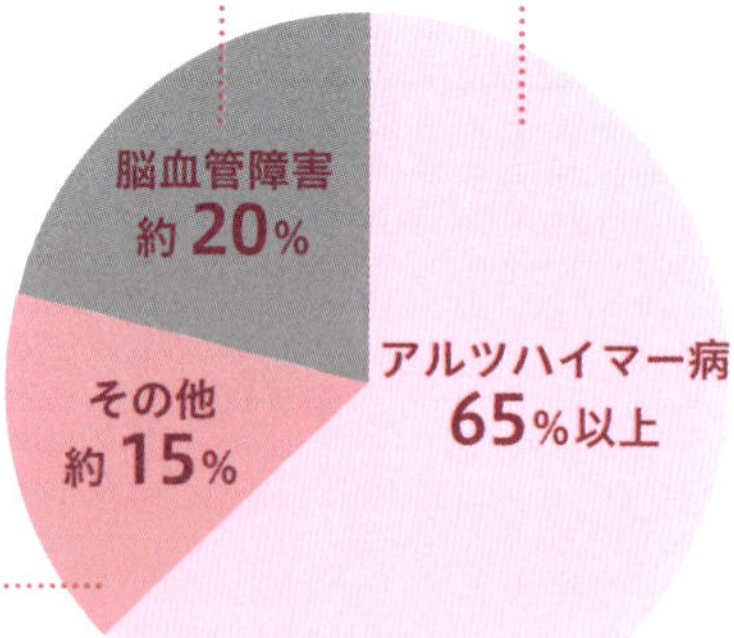
脳血管障害
約20%
その他
約15%
アルツハイマー病
65%以上

アルツハイマー病

認知症の原因としてもっとも多い病気。脳の神経細胞が死滅し、脳が萎縮する。初期には記憶障害が目立つが、ゆっくりと進行し、徐々に日常生活に支障をきたすような症状が現れてくる

ピック病

前頭側頭型認知症ともいう。前頭葉や側頭葉を中心に萎縮する。性格が変わり、万引きなど反社会的行動がみられることもある

レビー小体型認知症

神経細胞にレビー小体というたんぱく質のかたまりが沈着する。記憶障害や幻視などが現れる

頭を打って起こる慢性硬膜下血腫、甲状腺機能低下症なども原因となる

データは「都市部における認知症有病率と認知症の生活機能障害への対応」（平成25年５月報告）厚生労働省より改変

3

認知できなくても心は生きている

ケース

家族に迷惑をかけて情けない

1

Cさんは40歳。1年前に認知症と診断された父親と2人で暮らしています。Cさんは、長年警察官として地域で信頼されてきた父が日々変わっていくのを、認めたくありません。

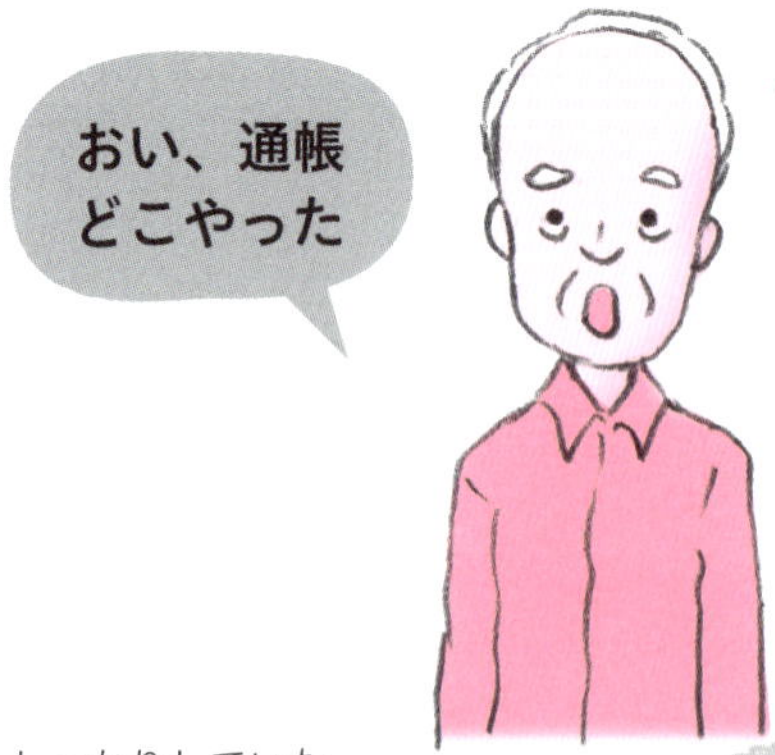
おい、通帳どこやった

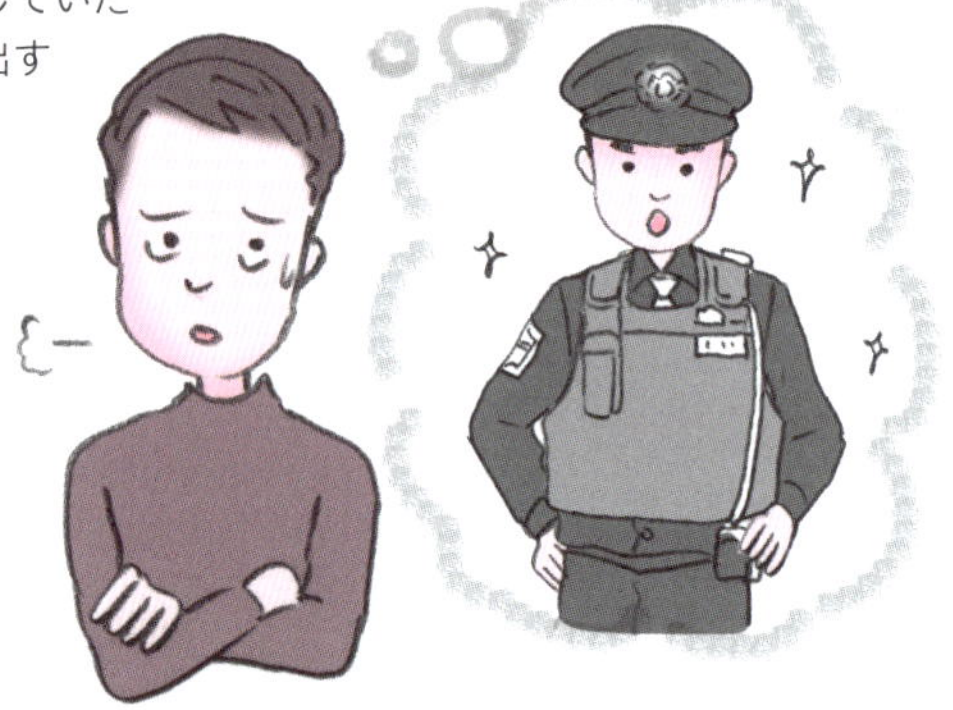

しっかりしていた父を思い出す

2

病院に連れていく途中、父は急にいやがり、立ち止まってしまいました。こんな姿を地域の人にみられたくなくて、Cさんは、つい声を荒らげてしまいました。

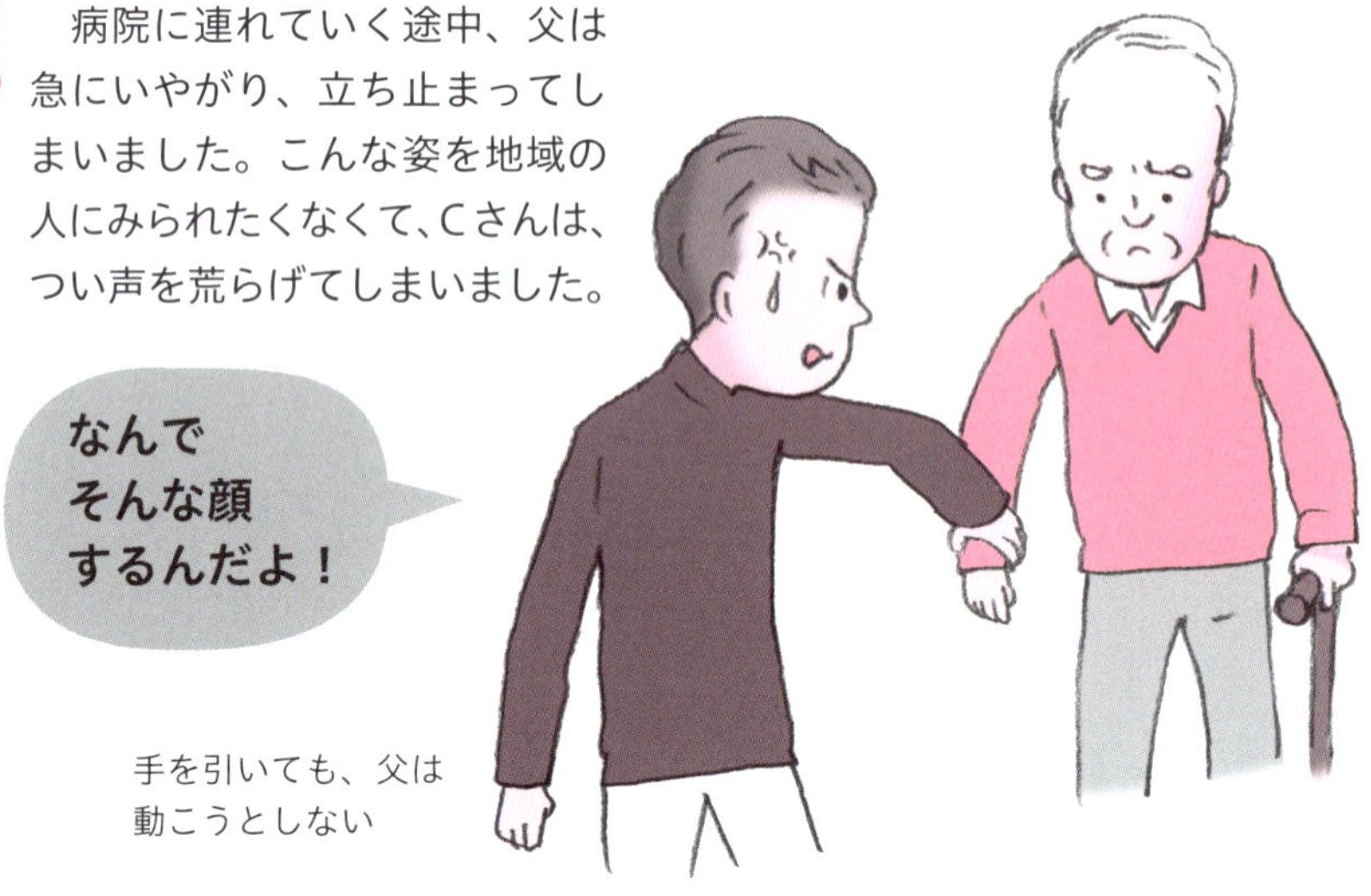
なんでそんな顔するんだよ！

手を引いても、父は動こうとしない

3　Cさんは疲れてきました。ある日のこと、食べこぼしを片づけていると、父が近づいてきました。振り返ると、悲しげな目をした父が、背中に触れてきました。はっとしました。

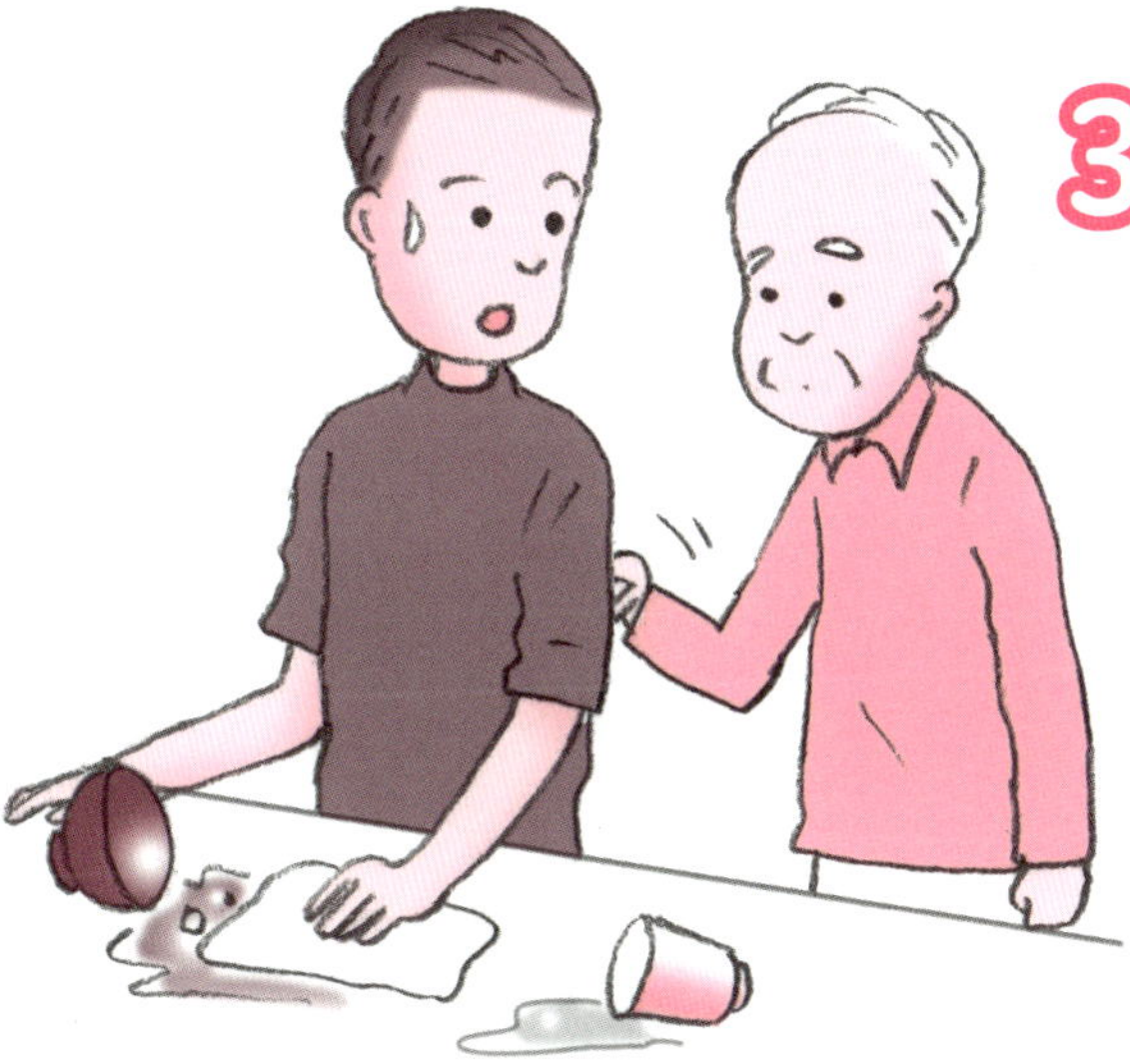

父の苦しい気持ちが、背中から伝わってきた

4　Cさんは、父との関係が変わり、今度は自分が父を守る番だと思いました。

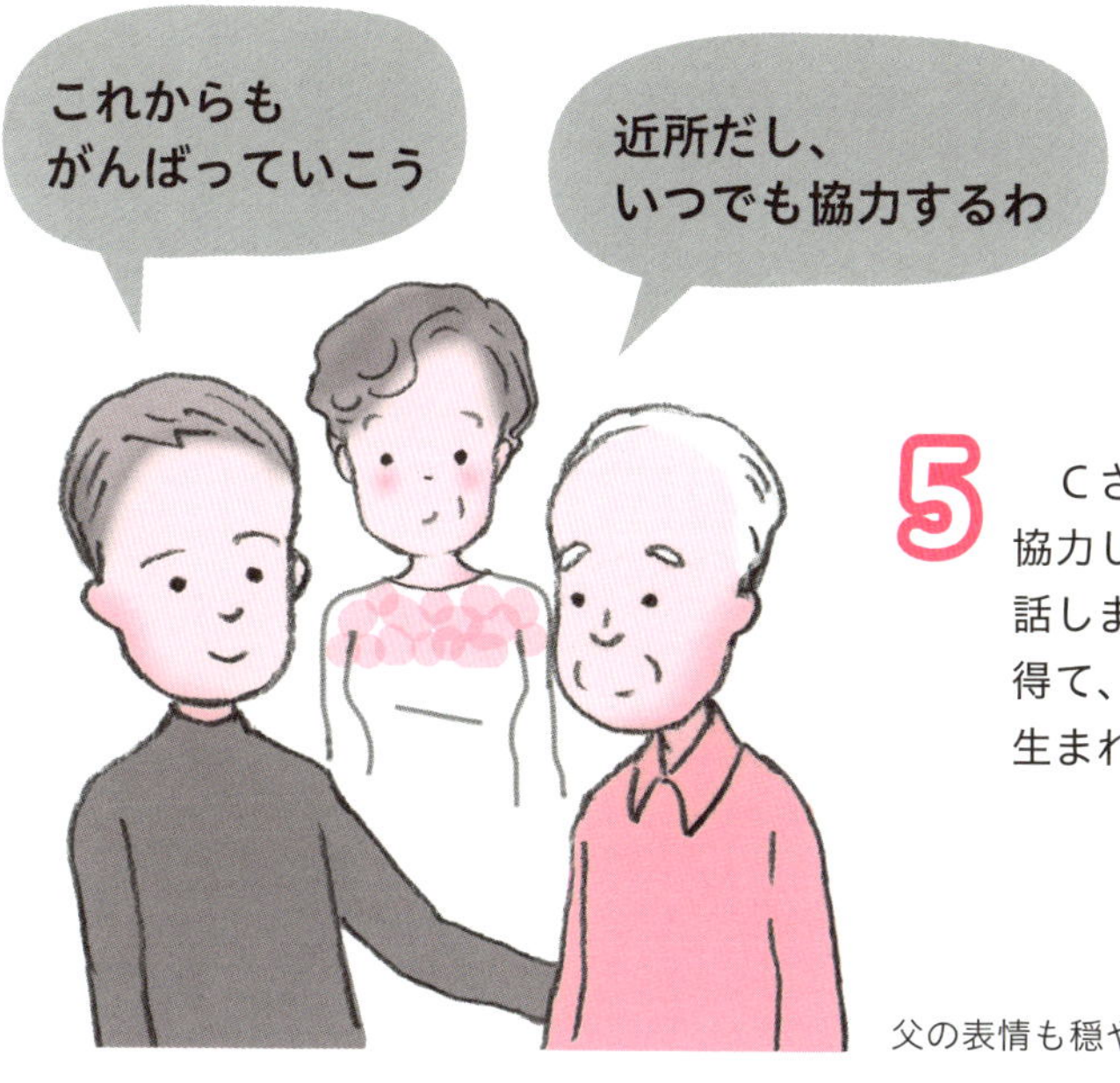
これからも
がんばっていこう
近所だし、
いつでも協力するわ

5　Cさんは、地域の人にも協力してもらおうと事情を話しました。地域の協力を得て、Cさんには、余裕が生まれました。

父の表情も穏やかになった

3-1

自分はこんな人間ではなかった

できないとわかる

介護を受け、人に食事や排泄の世話までしてもらわなければならない自分の姿を、認知症の人は、あたりまえのことと受け止めているわけではありません。人には自尊心や羞恥心があります。いくら自分ではできないこととはいえ、人前で裸にされたり、排泄物の世話まで任せたりすることは、赤ん坊ではない「いい大人」にとって、これほど恥ずかしく情けないことはありません。

認知症の人は、**「なにもできない自分」を自覚しています。**排泄の失敗もわかっています。「汚いからさわらないで」と言えることもあれば、始末をする家族の後ろで目に涙をためていることもあります。「また失敗してしまって、家族に申し訳ない」。日々、そんな思いをかかえながら、耐えがたい羞恥心と自尊心の痛みに必死で耐えて、介護を受けているのです。

イメージと現実の差

認知症の人にとって、理想の自分と現実とのギャップは、言いようのない自分への怒りや悲しみの原因になっています。

認知症には新しいことから忘れていく特徴があり、昔の記憶ほど鮮明に思い出すことができます。**いちばん生きがいを感じていた時代に戻ってしまうことが多く、**男性の場合はもっともバリバリ働いていた現役時代、女性の場合は恋愛や子育てで、自分がもっとも輝いていた時代が多いようです。

老後も元気に働いている自分を思い描いていた人にとっては、過去の自分を思い出すのはつらいものです。「情けない」「こんなにバカになってしまった」と涙がこぼれます。

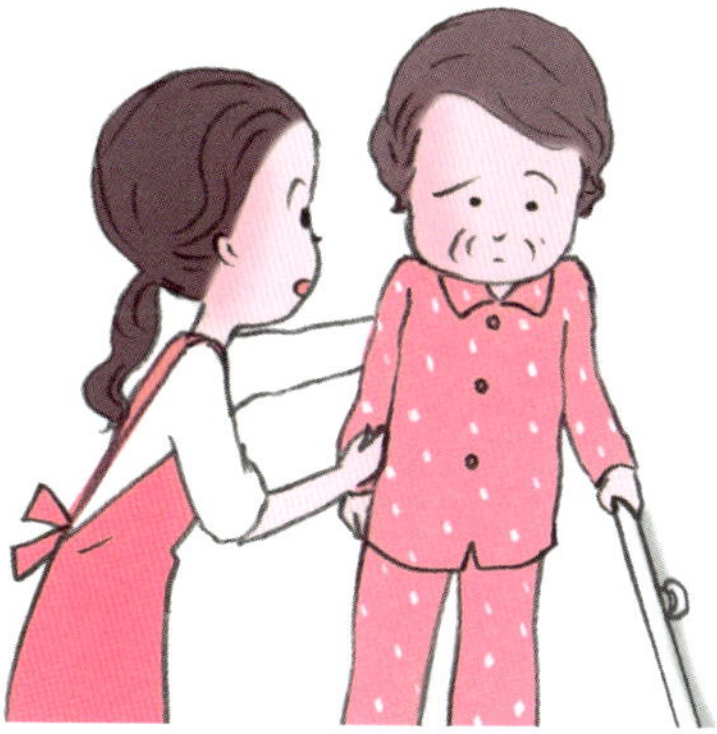

申し訳なさと情けなさでいっぱい

■ **本人の気持ち**

・子どもじゃないのに
・できなくてイライラする
・申し訳ない
・恥ずかしくていやだ

高齢にあたる年代の人は、入浴時などの裸だけでなく、口の中、足の先を、他人にみせるのも恥ずかしいと思っています。

自殺も考える

焦りと抑うつ、孤独感から自殺願望を抱くことがあります。先の見えない認知症との闘いに疲れ、苦しさから解放されたい思いも混じっています。

「死にたい」と言われると、つい「なにを言ってるの」と受け流しがちですが、本人の「死にたいほど孤独だ」という**SOSだと受け止めることが大切です。**

「一緒に○○しようか」などと気をそらせたり、孤独感を払拭《ふっしょく》するような声がけをしたりするのもいいでしょう。また、自殺企図《きと》を止める薬物療法もあります。

3-2

私なんていないほうがいいのだろう

「見捨てられ妄想」がある

認知症の症状のひとつに「見捨てられ妄想」があります。認知症の人は、失敗が多く「家族に迷惑をかけて申し訳ない」という気持ちがあるうえ、失敗をくり返す自分は「家族に見捨てられたら生きていけない」と不安を募らせます。それが**家族に見捨てられるという妄想**を生み出すのです。

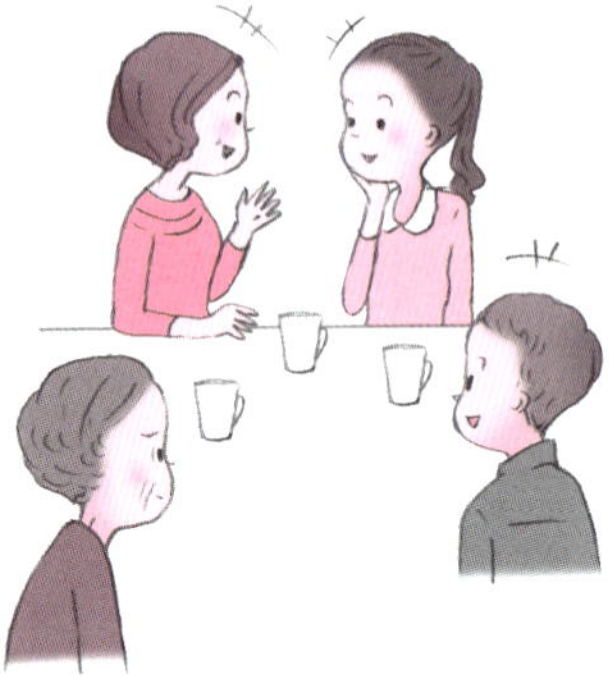

団らんの会話についていけないと、仲間はずれにされたと思う

被害妄想になることも

認知症の人は、介護に熱心な家族や介護者に囲まれていても、「私を見捨てる相談をしている」「嫌われている」と思いこむことがあります。

見捨てられ妄想がこうじて、その気持ちを第三者に訴えることもあります。「家族がいじめる」「食事に毒が入っている」などの**被害妄想は、本人と周囲の人の人間関係を混乱させます。**本人が訴える内容は、明らかに事実とは違うことが大半ですが、本人にとっては深刻な現実です。

それに対して「バカなことを言うな！」などと否定すると、ますますかたくなな態度になりかねません。「この人も私をいやがっている」というネガティブな感情だけが残ってしまいます。

■こんなケースも

・近所の人に「家族にいじわるされている」と言いふらす
・「見捨てられた」「消えたい」とつぶやく
・「浮気をして、おれを捨てるのか」と責める

■対応のヒント

❶訴えをよく聞く

本人の訴えの裏側にある「家族の一員として役立ちたい」「わかってほしい」「見捨てられたくない」という思いをしっかり受け止めましょう。

会話を増やすなど、**本人の心の安定をはかることで、被害妄想は減っていきます。**配膳などの簡単な家事をお願いして、家族や施設の一員としての役割をもってもらうのも、いいでしょう。

❷やんわり受け流す

むきになって否定したり、怒ったりしないことが大切です。**共感しながら話を聞き、**介護者を攻撃することがあれば、話題を変えたり、一度その場を離れたりするとおちつく場合もあります。

❸周囲に説明しておく

認知症の人が、ありもしない事実を話すことを「作話《さくわ》」といいます。ところが、**認知症の人は一見しっかりしているため、近所の人には作話だとわからない**でしょう。

もし、近所に悪いうわさや誤解が広がってしまったら、その後の人間関係を悪くしないためにも、近所の人や親せき、ヘルパーさんなどには、本人の病状をきちんと説明しておくのがいちばんです。おちついて対処していけば、周囲の理解や協力が得られるようになり、いずれ誤解も自然にとけていくはずです。

記憶は残らなくても感情は残る

感情が支配する世界

認知症の人は、叱られた記憶はなくなっても、叱られた相手に対するいやな印象だけは残っていることがあります。感情だけがさざ波のように心に刻まれ、長くとどまるためです。瞬間的に目に入った光景が脳裏に残像として残ることがあるように、できごとの記憶をなくしても、そのとき抱いた感情の波だけが残っていることがあるのです。**良い感情も、悪い感情も残ります。**

認知症の人は一般常識が通用する「理性の世界」から遠ざかり、「感情が支配する世界」にすんでいるといえるでしょう。

周囲にいる相手が敵か味方か、安心して気を許せる相手かどうかを本能的に判断し、友好的に接するか威嚇《いかく》して遠ざけるかといった態度を決める、動物の世界に似ています。

表情や態度から感じる

介護者が思っていることは、たとえ口に出さなくても、認知症の人は、表情や態度から感じとります。そこは人生経験豊かなお年寄り。**認知症だからこちらの気持ちはわからないだろうと思うのは大間違い**です。「だいじょうぶ」と口では言っていても、「動作が乱暴」「目が怒っている」などと、わかってしまいます。

再び怒られないように、失敗を隠したり、ごまかしたりすることもできます。

いやな印象は残る

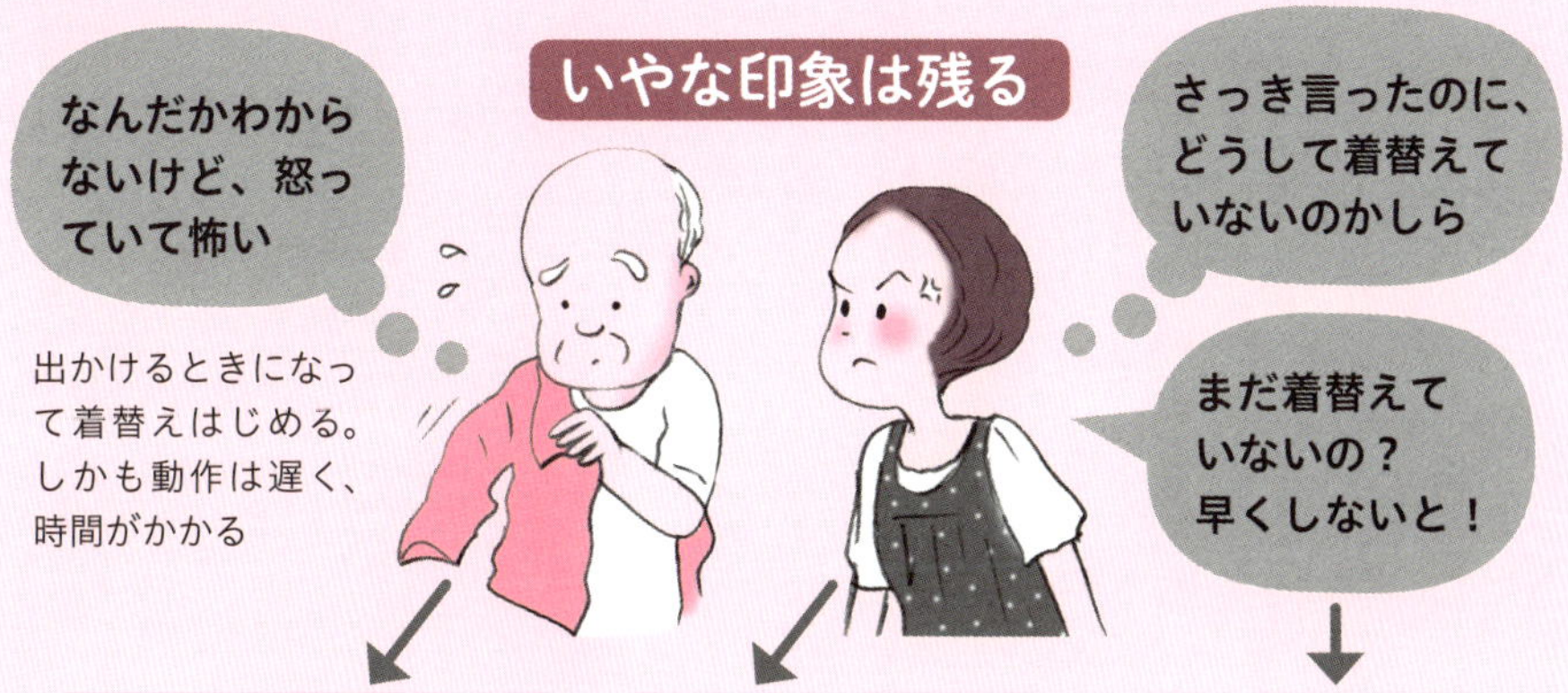
なんだかわからないけど、怒っていて怖い
さっき言ったのに、どうして着替えていないのかしら
まだ着替えていないの？早くしないと！

出かけるときになって着替えはじめる。しかも動作は遅く、時間がかかる

敏感

「いやな人」「うるさい人」にまた怒られるのではないかという不安や恐怖に敏感になっています。

残る

怒られたときの相手の印象は「いやな人」「うるさい人」として感情に残ります。

残らない

何度同じことを言われても、記憶に残しておくことはできません。

感情は老いない

認知症の人の感情は老いるどころか、むしろ以前より研ぎすまされているといえるでしょう。相手の「快」「不快」にも敏感だと考えられます。

そのためには、良い感情を持ちつづけられる環境が望ましく、介護者をはじめ周囲の理解や協力が必要でしょう。

認知症の人は、他人や家族から迷惑な存在だと思われて傷つくことをおそれます。その逆に、自分が他人や家族から尊重され、人として対等に扱われることに大きな喜びを感じています。

「認知症になったらなにもわからなくなる」「人間性が失われる」ということはありません。**認知症になっても、優しさや人への気遣いは生きています。**ときには、家族や介護者へ感謝の言葉をかけることもあります。心は生きているのです。

3-3

うまくいかないとイライラする

人柄が変わったようになる

日常生活に支障が出てくると、本人の気持ちはささくれ立ち、怒りっぽくなってきます。まるで人柄が変わったようになることもあります。

以前は穏やかだった人が怒りっぽくなった、以前の性格がより際立ってきたなど、人柄の変わり方はさまざまです。

その背景には、自分の**感情を表現できないいらだち**や、自分自身をかたちづくってきた**経験や知識の忘却による喪失感**などが考えられます。

もの忘れが増えたり、判断能力が衰えたりすると、日常生活が格段に難しくなります。本人にしてみれば、これまでどおりにいろいろなことができなくなって「困った」と思っています。「なぜこんなふうになったんだ」「どうしてできないんだ」と**憤りを感じ、どうしてもできないイライラが言動に現れる**のです。

周囲の気づき

・怒鳴るようになった
・ようすがおかしい
・気遣いがなくなった
・失敗を人のせいにする
・がんこになった

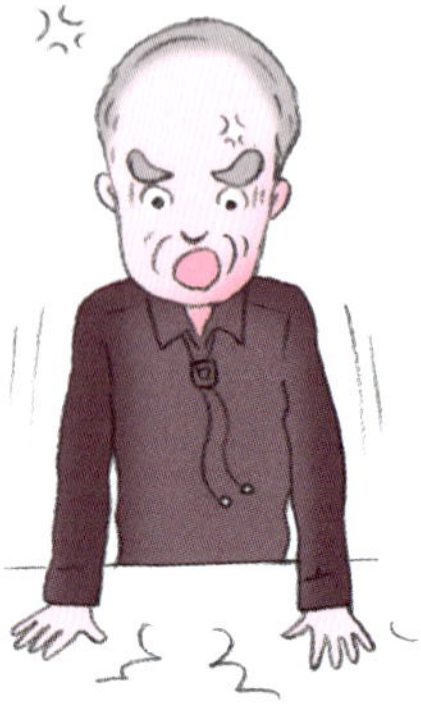

3-4

お風呂や着替えは面倒でいやだ

入浴には体力をつかう

風呂に入りたがらないというのも、認知症によくみられる症状のひとつです。入浴してもらおうと思っても、なかなかうまくいきません。

認知症の人は、清潔・不潔の感覚が鈍くなり、入浴してさっぱりしたいという思いは弱くなりがち。むしろ、入浴は「面倒で疲れる」という気持ちが強くなります。認知症の人にとって、**入浴の一連の動作は手順が複雑で、混乱しやすい行為**です。服を脱ぐだけでも時間がかかるのに、体を洗う、浴槽をまたいで入る、また出るという動作は時間がかかり、体力も消耗します。

「滑りそうで怖い」「シャワーの使い方がわからない」など、不安や緊張も高まります。

かといって、人に介助してもらうことに抵抗を抱く人もいます。あたりまえのことですが、認知症の人でも、知らない人の前で裸になることに抵抗感をもちます。

対応のヒント

「不潔よ」「臭いから」と責めるのは、よくありません。言葉のネガティブなイメージだけを受け取り、ますます入浴をいやがります。

❶洗髪や足湯から始める

浴室ではなく、部屋で服を脱がずにできることからおこないます。気持ちよくなれば、風呂に誘導することもできるでしょう。

❷機嫌がよいときを見計らう

入浴は夕方や夜にこだわりません。風呂あがりに楽しみなことを用意するのもいいでしょう。

❸入浴介助を利用する

一度プロに任せると、気持ちよくて入浴を受け入れることがあります。なじみのスタッフをつくるなどで、抵抗感をやわらげます。

着替える意味がわからない

加齢に伴い体型が変化すると、ゆったりとした服を好むようになります。認知症になると、衣服に無頓着になったり、着替えをいやがって同じ服を着つづけたりすることがあります。

認知症の人は、**清潔・不潔の感覚が鈍くなっていく**ため、「着替える必要がない」と思っています。環境の変化を嫌う傾向もあるため、「着替えるのは面倒。このままで十分」と主張します。

衣服を選べない

着替えには、季節や場所、状況に合う衣服を選ぶための見当識や判断力が必要です。正しく着るためには、ものごとを順序よく組み立てて遂行する力も大切です。

認知症の人は、これらの能力が低下するため、**着替えが苦手になります。**また、同じ衣服にこだわり、放っておくと何日も着替えません。

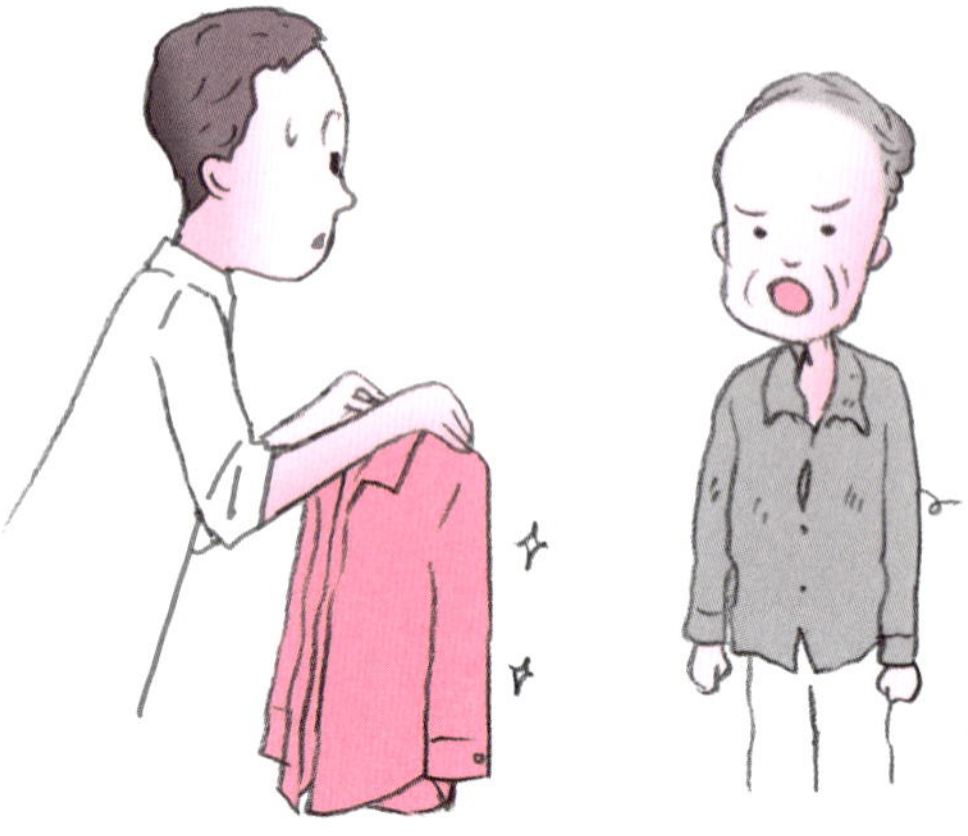
おしゃれ好きだったのに、身だしなみも整えなくなった

■対応のヒント

本人が体調を崩す心配がなければ、多少のことには目をつぶりましょう。

❶わかりやすくしまう

タンスに貼り紙をしたり、着替える順番にたたんでおいたりします。マジックテープやゴムなど、着脱しやすい服だと自分で着替えやすいです。

❷一緒に選ぶ

季節やその人らしさを重視しながら、適切な服を選びます。「あの赤い服がよく似合っていますよ」などと勧めるといいでしょう。

❸第三者とのかかわりをつくる

往診やデイサービスなど、第三者とかかわる日があると、自発的に着替えることがあります。

リハビリなども同じ

介護者がよかれと思ってしたことや言ったことに、反発されることがあります。本人は自分にとっていやなことと受け取るからです。例えば以下のような受け取り方をします。

・リハビリ→痛いこと
・おむつをする→恥ずかしいこと
・入浴の介助→人前で裸にさせられる
・徘徊予防のために家にカギをかける→閉じこめられた
・夜、ひとりで寝る→暗くて知らない場所にひとりで放り出された
・留守番→捨てられた
・排泄の介助→人に見せるものではない

無理強いせず、押してもダメなら「楽しそうなイベント」にみせかけるなど、引いてみるのも、ひとつのコツでしょう。**なにを言うかではなく、どう受け取られるかを想像し、**本人が納得できるような言い方を工夫しましょう。

3-5 できることは自分でやりたい

なにもできないわけではない

「認知症になるとなにもできない」ということはありません。できること、できないことには個人差もあり、最初からできないと決めつけられることが、なにより本人を傷つけます。

認知症を発症した初期のころにはできていたことが、病気が進行するにつれて、どんどんできなくなっていくのは確かです。

しかし、動作が遅くなっても全然できないわけではありません。症状の進行を抑えるためにも、自分でできることはできるだけ自分でしてもらうことも大切です。

それを介護者が「どうせできないでしょ」と言わんばかりに手をかけてしまうと、本人の自尊心を傷つけ、怒らせてしまう場合もあります。結果的に「なにもできない」「させてもらえない」ことが、本人の生きがいを奪ってしまうことにもなりかねません。

心身の疲れや筋力の衰えなどから外出が困難になり、家に閉じこもりがちになりますが、本人はそれに困っていることもあります。

本人の気持ち

・テレビを見るしかない
・やることがない
・つまらない
・趣味も、もうどうでもいい
・生活に張りがない

・一日中ぼーっとしている
・体を動かすのは億劫
・認知症になっても幼児になったわけではないのだから、普通の大人の言葉で話しかけてほしい

対応のヒント

認知症になっても、健常の人と同様に尊重されたいと思っています。本人が現役時代に得意だった趣味や家事、仕事のことで相談されるなど、人から頼りにされるだけで、イキイキとしてくるでしょう。本人ができないことをみつけるのではなく、できることをみつけて自信をもてるようにします。

＊ＩＴ機器が使えるなら
・パソコンで日記をつける
日記をみれば思い出せることもある。
・携帯電話で人名管理
住所録の機能を使って、名前、住所などを記録。絶対忘れてはならない人は、写真つきに。
・携帯電話でスケジュール管理
約束をメモする。所定の時間にアラームを鳴らしたり、メモが表示されたりも。携帯ショップで相談するといい。

＊やりたい気持ちを尊重して
・スケジュール管理
約束をしたら、カレンダーなどに、その場ですぐに書く。電話を置いたらもう忘れているということもあるので、相手に確認しながら書くようにする。家族はスケジュールをみて、本人の予定を把握しておこう。
・アナログ時計に
デジタル式では数字の読み間違いが起こりやすい。アナログで文字盤の大きな時計を使う。
・持ち物管理

置き場所を決めておく。戻っていない場合は、戻しておいてあげる。

・薬の管理

のみ忘れだけでなく、のんだことを忘れて再びのんでしまうことがある。薬は日付と時間をつけて管理し、「今日の昼のぶんはもうないからのんだのだ」とわかるようにしておく。「お薬カレンダー」などの市販品を利用してもいい。

・「重要ノート」をつくる

大切な覚え書きをノートに整理。「掃除機は納戸の中」などと書いておけば、置き場所を忘れてもみつけることができる。ノートは目につきやすいところに置いておく。

・注意書きを貼る

「薬をのむ」「ガスを止める」「カギをかける」といった注意書きを、本人の目につくところに貼っておく。

日によって症状は違う

認知症の症状は悪くなる一方というわけではありません。「まだら症状」といって、調子のよい日もあれば悪い日もあり、症状の度合いもかなり異なっています。昨日できなかったからといって、今日もできないとは限りません。**調子のよい日には積極的に行動してもらう**ほうがいいのです。

心身の機能は、使わないと使えない状態になっていきます。生活がより困難になることで余計に認知症の症状が進み、ゆくゆくは寝たきりになってしまいます。

本人のようすをみながら「今日、〇〇してもらえませんか?」と声をかけて、できることをしてもらいましょう。頼りにされ役割を与えられることは、「自分にもできることがある」「人の役に立てる」という、自信と生きがいにつながります。

3-6

趣味や好きなことは続けたい

今を楽しもう

趣味を楽しむことは心を豊かにし、穏やかな気持ちにしてくれます。認知症の人にも、ささやかでも楽しめる趣味があれば、できるかぎりその環境を整えてあげましょう。今使える機能を存分に生かして**趣味を楽しむことは、症状の進行を抑える**ことにもつながります。

■対応のヒント

❶外歩きをする

元気に歩けるうちは、**外歩きを楽しむのは、よい刺激**になります。認知症があっても、自然や昔の懐かしい風景に癒やされることが多いようです。景色の美しい場所や、本人の思い出の場所に連れていってあげると、きっと喜ぶでしょう。

❷家の中で過ごすなら

外出が難しい場合は、**家の中で楽しめる趣味に**置き換えてみましょう。昔からお気に入りの本や映画なら、何度みても楽しいという人もいます。

とくに**音楽はおすすめ**です。懐かしい歌やメロディを聴くことで、イキイキしていたころの自分を思い出して活力を取り戻したり、歌詞やメロディを間違えずに歌えることが自信や自尊心の回復につながったりします。音楽には心身に働きかける効果があるため、多くの高齢者施設で音楽療法が取り入れられています。

車の運転をやめさせるには

■運転は絶対やめさせる

運転免許の更新時に認知症と診断された場合は、免許取り消しになります。しかし、身体的には症状がないため、記憶障害などをうすうす感じてはいても、自分が病気だとは思っていない人が多くいます。運転をやめさせることはなかなか難しいのですが、事故を起こしてからでは取り返しがつきません。家族はなんとか本人に運転をあきらめさせるよう、工夫しなければなりません。

■やめさせるための工夫

■カギを隠した

本人がカギをなくしたと言ったのを機にカギを隠しつづけ、自動車ディーラーにも、カギを作らないように頼みました。

■車を処分した

車検と退職を機に、「もう車は必要ないよね」と処分するよう提案したら納得してくれました。

■免許更新時に

もう次の免許更新は難しいと説明し、自主的に免許証の返納をしてもらいました。

■経済的に厳しいと言った

「もう車を維持する経済的な余裕はない」と話し、納得してもらいました。

■家族が説得した

優良運転を自慢にしていた人だったので、「無事故を誇りにして、有終の美を飾ろう」と説得すると同意してくれました。

主治医に言ってもらった

尊敬する人や信頼できる職業の人から、もう運転はやめるようにと言われたため、素直に納得できたようです。

医師の言葉には素直に従う人が多い

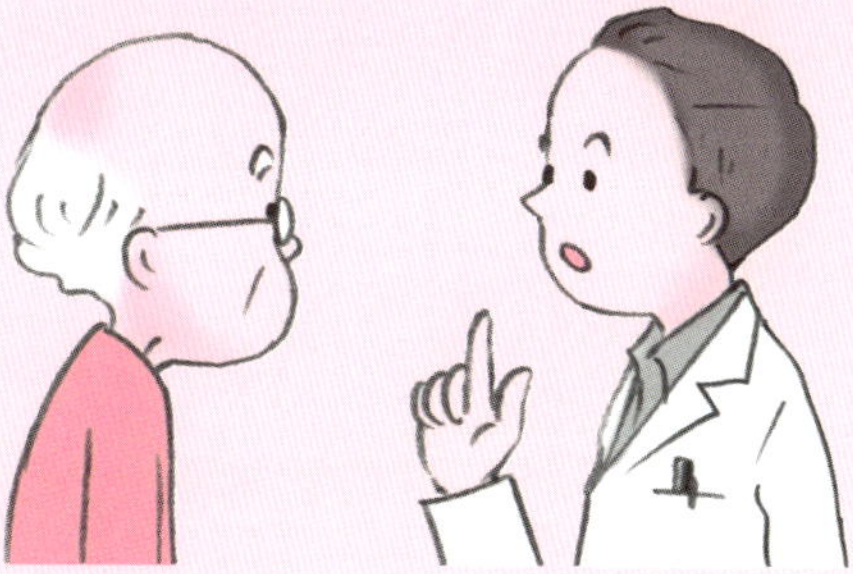

こんなきっかけがあった

家族が、運転をやめさせたいと思ったきっかけは、次のようなものです。

・運転が不安定で下手になった
・信号の見落とし、スピードの出しすぎがたびたびあった
・走り慣れた道なのに、迷った
・バイクと衝突。相手の青年は救急車で運ばれた
・停車している車にぶつけた
・新車を買ったとき、動かせなかった

認知症の人の事故例

認知症の症状がさほどでなかったので、助手席に家族が乗り、運転を続けていました。ある日、気がつくと対向車線に入って**逆走していた**のです。あっと思ったのですが、前から来た車に衝突。お互いにスピードが出ていなかったので命拾いしました。

事故を起こしてからでは遅い

3-7

おしゃべりをするのは楽しい

■本人の気持ち

・子どものころからの友だちと会うのは楽しい
・人の話を聞いているだけでもいい
・みんなで花見に行くのが楽しみ
・孫に会うのが待ち遠しい
・カラオケに行って拍手してもらえるとうれしい
・友だちってありがたい

会話はなによりの楽しみ

認知症の人も、人に会って、おしゃべりをすることは大好きです。話すことで気分がスッキリするのはもちろんですが、他人の話を聞いているだけでも本人は満足しています。

人とつながっている、自分の居場所がある……。こうした実感も**心身の健康維持に役立ちます。**本人にとっては、会話が生まれる小さなコミュニティは、居心地のいい場所です。とくに気心の知れた人たちに囲まれるのは大きな楽しみです。家族や好きな人との会話、親しい人たちとの温かい輪の中にいる、そんな楽しみの場を提供してあげましょう。

コミュニケーションをとる

認知症の人は、人との**対等な会話も求めています。**実際、認知症をよく知らないと、話しかけても返事がないように感じるかもしれませんが、それはコミュニケーションしだい。じょうずに話しかければ変わってきます。話が通じにくいのは、耳が遠くなっていることも一因です。

■本人の気持ち

・私の話を忍耐をもって聞いてほしい
・いろんな人ともっと話したい
・二度も三度も同じ話をして申し訳ない

■対応のヒント

＊ゆっくり、はっきり話す

ゆっくり、優しく、はっきり話すことが大切。理解できても、返事を考えるスピードはゆっくりなため、しばらく待っていると返事をしてくれることもある。

＊返事しやすいように

漠然とした問いではなく、イエス・ノーで答えられるような尋ね方をすると、返事をしやすい。

＊普通に話しかけることも必要

小さな子に話しかけるような言葉遣いは、かえって失礼で怒らせることも。本人の反応に合わせて、大人の言葉で普通に会話をするほうがよいこともある。

＊傾聴ボランティア

認知症の人につきあい、話をじっくり聞いてくれるサービスがある。

人の名前を間違えたら

親身に面倒をみている本人から「どなたさまでしょう?」と尋ねられたら、家族はさぞショックでしょう。症状の進行とともに昔の記憶まで失われ、自分も家族もわからなくなることがあります（人物誤認）。そのとき「違います。私は○○よ」と訂正しても、残念ながら正しい認識はできません。むしろ本人の今いる世界を認め、話を合わせるほうが、介護者もラクになります。

なにごともよいほうに考えている

笑えば不安も軽くなる

認知症になり絶望の毎日を送っていた人も、現実の自分を受け入れ、家族や周囲の人の手を素直に借りることができるようになっていきます。精神状態も変化し、穏やかになる人は多いです。

プラス思考ほど、認知症の人や介護者にとって助けになるものはありません。過ぎたことをくよくよするより、毎日を楽しく過ごす工夫こそ、認知症とつきあう極意です。

家族もいつも笑顔で優しく接していれば、本人もニコニコと機嫌よく過ごしていられます。「まず笑顔」という認知症の人は多くいます。

判断力や集中力、運動機能が低下していても、うれしい、楽しい、おいしい、気持ちがいいといった感情の機能は低下しないからです。

本人の思考

・この病気はもの忘れだけ。ほかはなんでもできる

・困ったと思わないでおこう

・もの忘れのいい面をみる。けんかしたことも忘れるよ

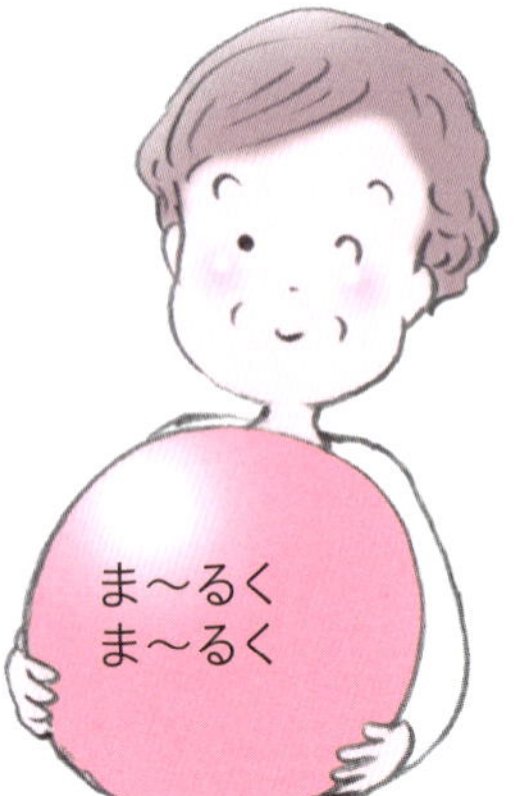

ものごとを丸く受け取れるようになる

・考えてもどうもならん。もう考えないようにしよう
・認知症は不便だけど不幸じゃない
・なったことはしかたがない。だからどうしようかと思う
・次にどこへ行きたいか、考えるのが楽しい

■本人の決心

・まず笑う。笑えば不安もなくなる
・できるだけ活動的に過ごすようにしている
・○○さん（デイサービスの職員）のところに行く
・刺身と酒があればいい
・もっと自由を満喫したい
・歩くようにしている
・できることはなんでもしよう
・好きなものに囲まれていたい
・「ありがとう」と言おう

家族や周囲の人もプラス思考を

認知症の人の気持ちは、鏡に映した介護者の気持ちだといわれることがあります。介護する人も、いかに心身の健康が大切かということです。

介護の負担や将来の不安ばかりではなく、認知症の人が今できるプラスなことに目を向け、明るく前向きな気持ちをもつように心がけましょう。

本人の前で、**いつも笑顔を絶やさず優しく穏やかな気持ちで**いられたら、介護の状況にもよい循環が生まれてきます。

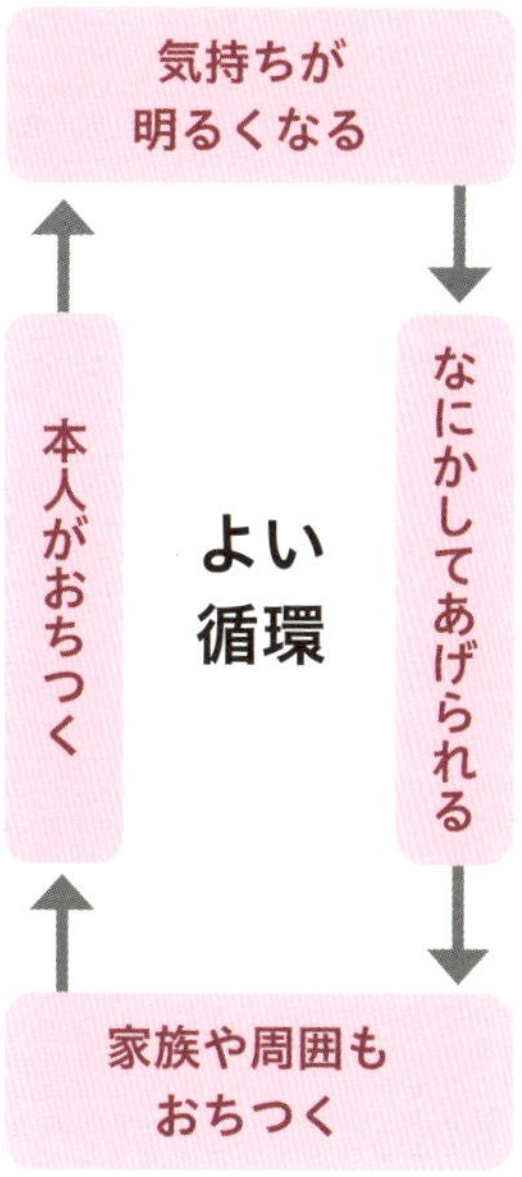
よい循環
気持ちが明るくなる
なにかしてあげられる
家族や周囲もおちつく
本人がおちつく

家族には感謝の思いでいっぱい

介護の力に

毎日の介護が満ち足りていると、自分を幸せにしてくれる人に、心から感謝の言葉をかけてくるようになります。介護ヘルパーなど、自分の身のまわりの世話をしてくれる人にも「ありがとう」の気持ちをもっています。

もうなにもわからないのかと思っていた認知症の人が、突然しっかりとした言葉で介護者に向かって「ありがとう」と言うことがあります。**その言葉が、介護を続ける力になった**という介護者は少なくありません。

■こんな言葉が

・あなたの顔を見るとほっとするよ

・いつもすまないね

・いつも来てくれてうれしいよ

思いやりは変わらない

ずっとそばにいて面倒をみてくれる家族には、愛しさと感謝の思いでいっぱいです。**家族を愛し、大切にする思いは以前と変わりません。**家族には「幸せになってほしい」と願い、体調が悪ければ心配し、不自由な体で「新しい服でも買ったら」「少し休んで」と家族を気遣うことがあります。

■こんなケースも

・亡くなる直前にしみじみと「ありがとう」と言った。死期をさとっていたかのようだ

・いつもおまんじゅうを2つ買ってきてくれた。お金のことがわからなくなっても、妻である私のことは覚えていてくれた
・夫の枕元で話をしていたら「愛しています。ぼくと結婚してください」と言われた。40年来、初めてのプロポーズだった

気持ちを表せないだけ

認知症の人は、だんだんと言葉も出てこなくなります。**感謝の気持ちを伝えたくても、考えているだけで時間が過ぎ、忘れることもある**でしょう。

コミュニケーションが難しい場合でも、本人が心のなかにもっている感謝の気持ちは、まなざしや表情で感じられることがあります。

目が合って優しく微笑んでいたら、「ありがとう」と伝えているのかもしれません。口ではなく目で気持ちを伝えてくれることもあるのです。

本人の気持ち

・こんなにしてもらって幸せだ
・親切にしてくれる人だなあ
・家族でもないのに、よくしてくれる
・この人がいて、よかった
・ありがとう、と言いたい
・なんと言えばいいんだろう

家族が亡くなっていたら

亡くなった家族を待ち続ける人がいます。ショックを受けるだろうと、**その場しのぎでごまかすのはよくありません。**待っても来ないので、ごまかした相手に不信感をもつようになります。

生きている人間どうしの信頼関係のほうが大切です。家族が亡くなったことを忘れそうなら、遺影を飾るなど、くり返しショックを受けないようにします。

3-10

平凡に生きてこられてよかった

健康な人と同じ思い

認知症であっても、今日も平穏な一日が送れてよかった、おいしいご飯が食べられて幸せだった、家族が笑顔でいてくれてよかったと、その気持ちは健康な人となにも変わりません。

本人の気持ち

・無事に一日が終わってよかった
・これからは、人に迷惑をかけず、喜んでもらえるよう、生きていくだけです
・平凡に。あまり大きな事故さえなければ、それがいちばん
・このまま一生、家族と穏やかに暮らしたい
・最期は最高の人生だったと安らかに迎えたい

人生に感謝

自分の人生を振り返れば、山あり谷ありで、つらいことも乗り越えてきました。これまでの人生は、晴天の日ばかりではなく、雨の日も嵐の日もありました。それも**今となっては、思い出。**認知症の人には、その記憶だけが残っていたりします。

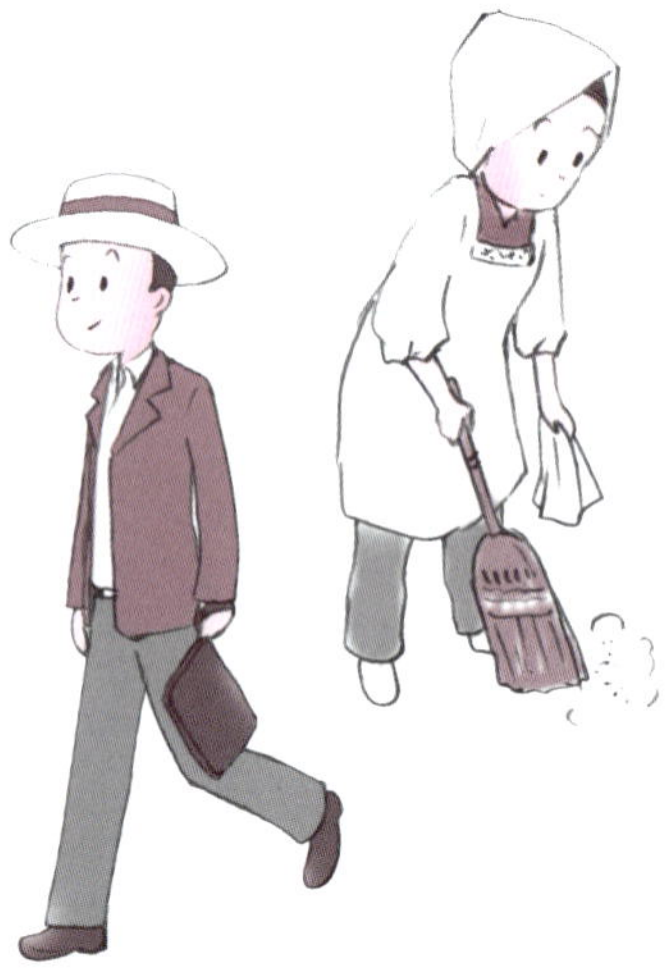

家族のため、会社のため、働いてきた記憶が残っていることが多い

本人にとって、過去は平凡でも幸せな人生だったと総括できるようになります。

怒らず、騒がず、仏様のような笑顔で、すっかり穏やかな人格になってきます。毎日の平穏無事な日常に感謝し、日々生きていられることに感謝する、無欲で人生を達観した言葉や態度がみられるようになります。

自分ではなにもできない状態は、ただ生きているだけのようにみえるかもしれませんが、**感情は正常に機能しているのです。**

家族も受容の段階に

本人が自分の状態を「受容」する段階になると、家族も「受容」の段階に至り、本心から**家族の一員として受け入れる**心の余裕が出てきます。本人の残された能力や、優しい表情など「よいところ」に目が向くようになります。

家族がもめないために

認知症の人が終末期を迎えたとき、判断力はなくなっています。死の迎え方や財産相続などで家族に禍根を残しかねません。本人に判断力があるうちに、意思を確認しておきましょう。

■延命治療をどこまで施すのか

主な延命治療は「人工呼吸」「心臓マッサージ」「胃ろう」の3つです。いずれも、寝たきりになるリスクの高い治療法です。

■遺品や死後の措置について

家族に残したい財産や金品、死後の措置に対する希望があるなら、十分な判断能力があるうちに、遺言書を作っておくのがベストです。

遺言書は自筆で書くこともできますが、専門家に任せるほうが確実です。遺言書を作成した時点で十分な判断力が備わっていたという医師の診断書を添えておくのが最善の策です。

キーワード

衰弱のスピード

認知症の高齢者は、老化が非常に早く、認知症ではない高齢者の2～3倍ではないかといわれています。それを裏付けるのが、高齢者を2つのグループに分けて、それぞれのグループの1年間の累積死亡率を5年間にわたって追跡調査した結果です（下図）。

この結果によれば、健常な高齢者グループに比べ、認知症の高齢者グループの死亡率は1年後では約5.6倍と、大きく違います。

もちろん、もっと進行の速い認知症もあるため、すべての認知症に当てはまるとは限りません。ただ、このデータからは、認知症の人はあまり長くは生きられないといえるでしょう。

診断別の死亡率

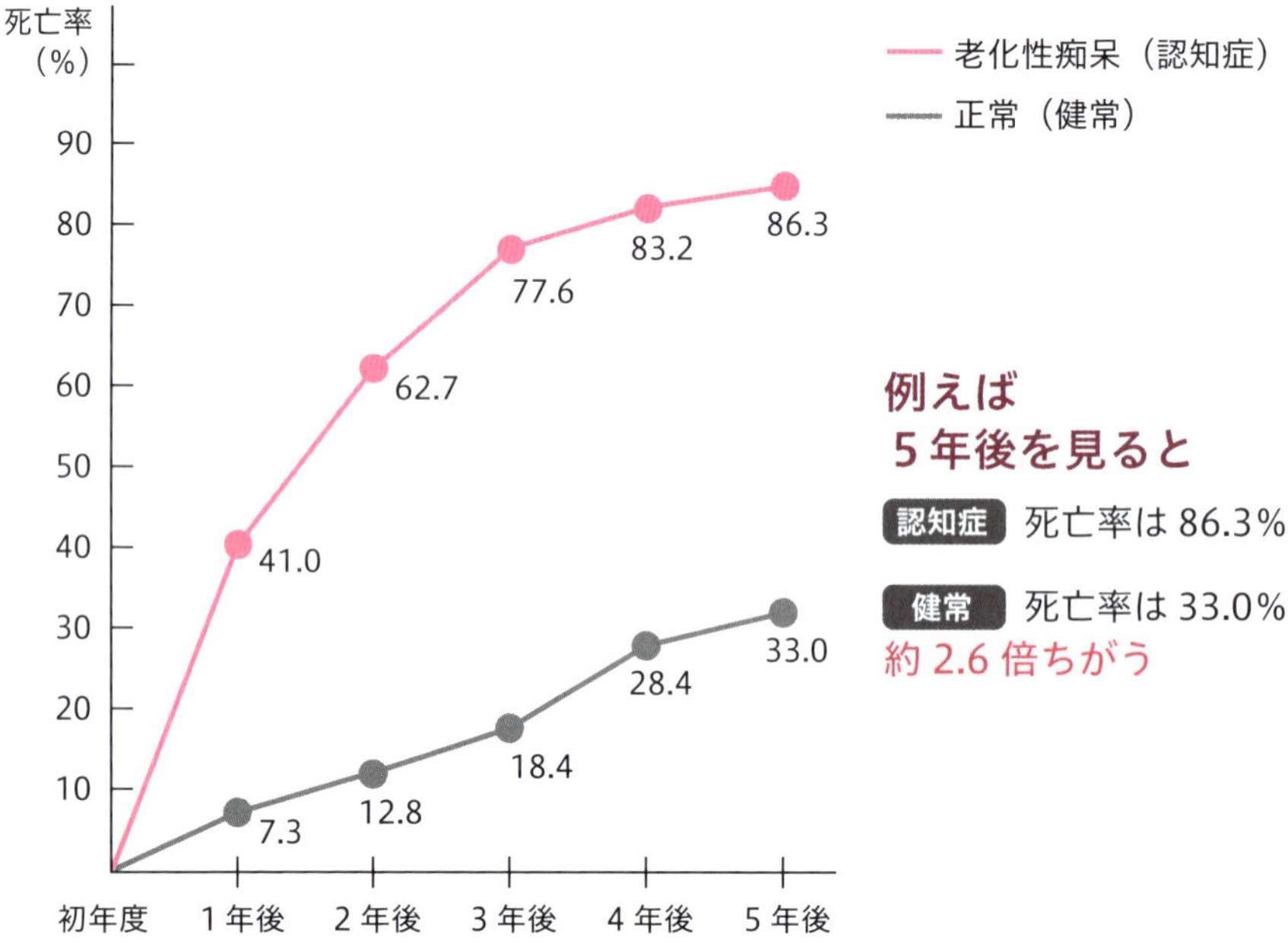

例えば 5年後を見ると

認知症 死亡率は86.3%

健常 死亡率は33.0%

約2.6倍ちがう

長谷川和夫（認知症介護研究・研修東京センター名誉センター長）のグループの調査（1980年）
調査時点の「老化性痴呆」「正常」は、現代では「認知症」「健常」にあたる

4

困った言動にも本人なりの思いがある

ケース

不要なものを集めてためこむ

1　Dさんは84歳。娘や息子は独立し、ひとり暮らしです。Dさんは苦労人で、事業に失敗した両親の借金を、働いてひとりで返した経験があります。そのせいか、少しケチなところがあります。

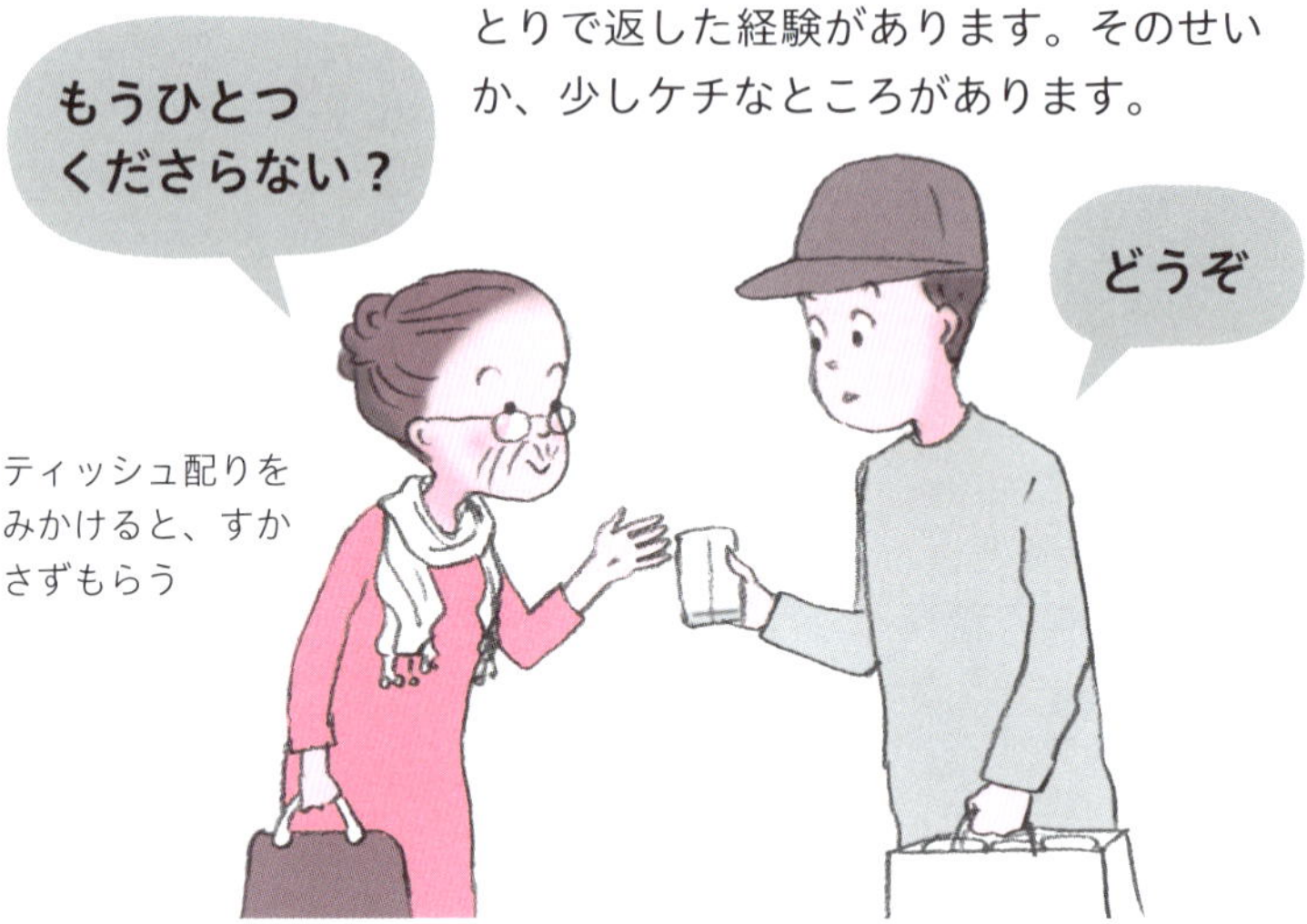

ティッシュ配りをみかけると、すかさずもらう

2　Dさんは毎日、なじみの喫茶店でお茶を楽しみます。しかし最近、マスターはDさんが来ると、紙ナプキンがごっそりなくなることに気づきました。

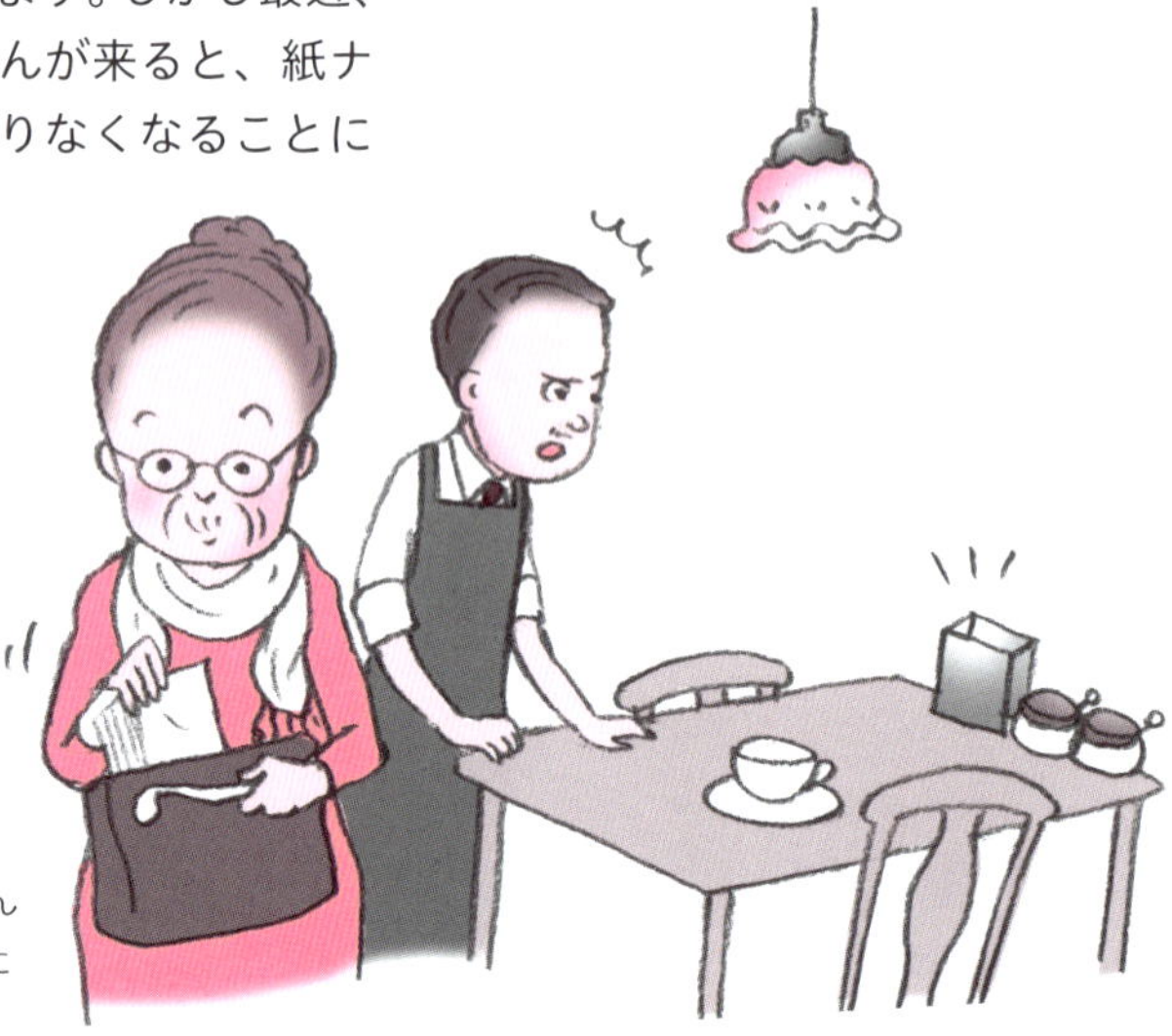

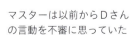

マスターは以前からDさんの言動を不審に思っていた

3 困ったマスターは、Dさんの娘さんに連絡しました。娘さんがDさんの家にかけつけると、そこはごみ屋敷のような状態に。整理されておらず、がらくたのようなものもたくさんありました。

カップ麺の容器、空きビン、小石のようなものまで

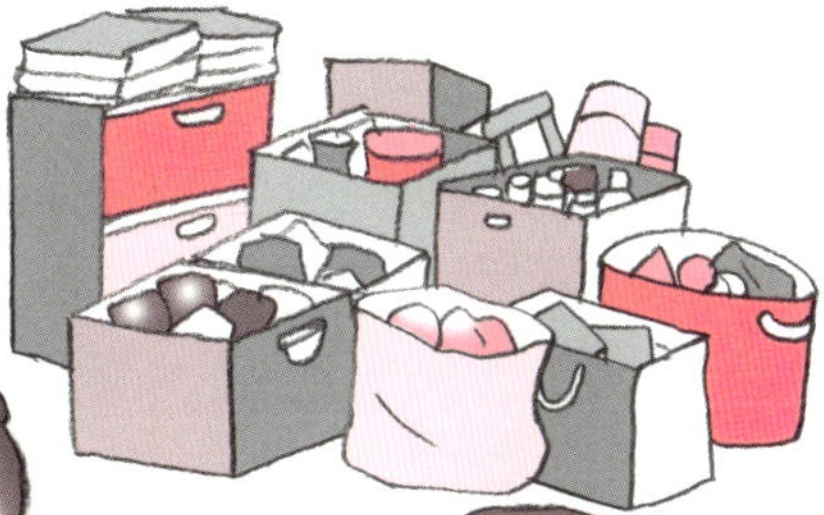

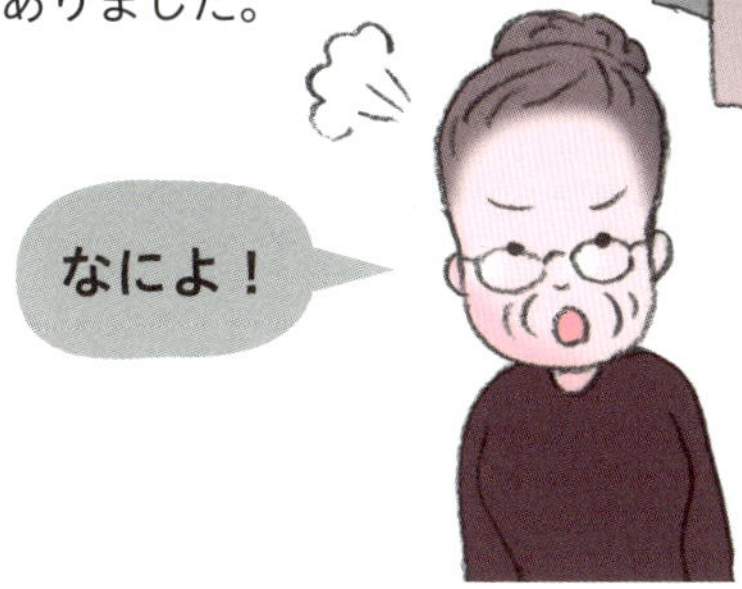
なによ！

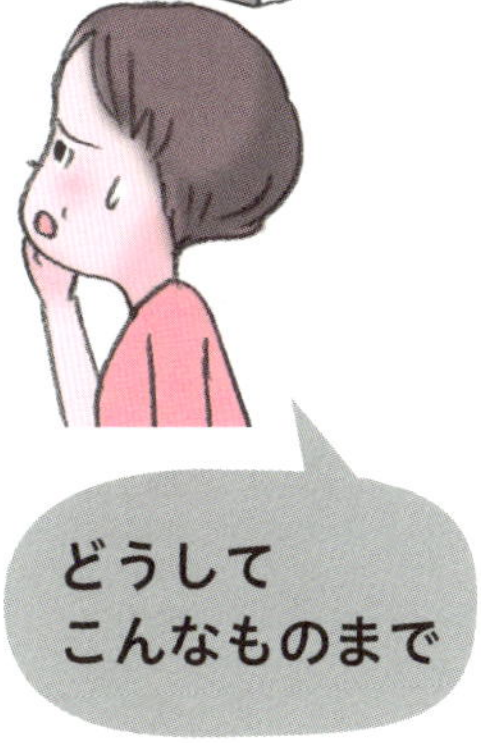
どうして
こんなものまで

4 慌てて病院に連れて行くと、認知症と診断されました。しかし、Dさんは自宅から離れたくないようです。デイサービスを利用しながら、ひとり暮らしを続けることになりました。

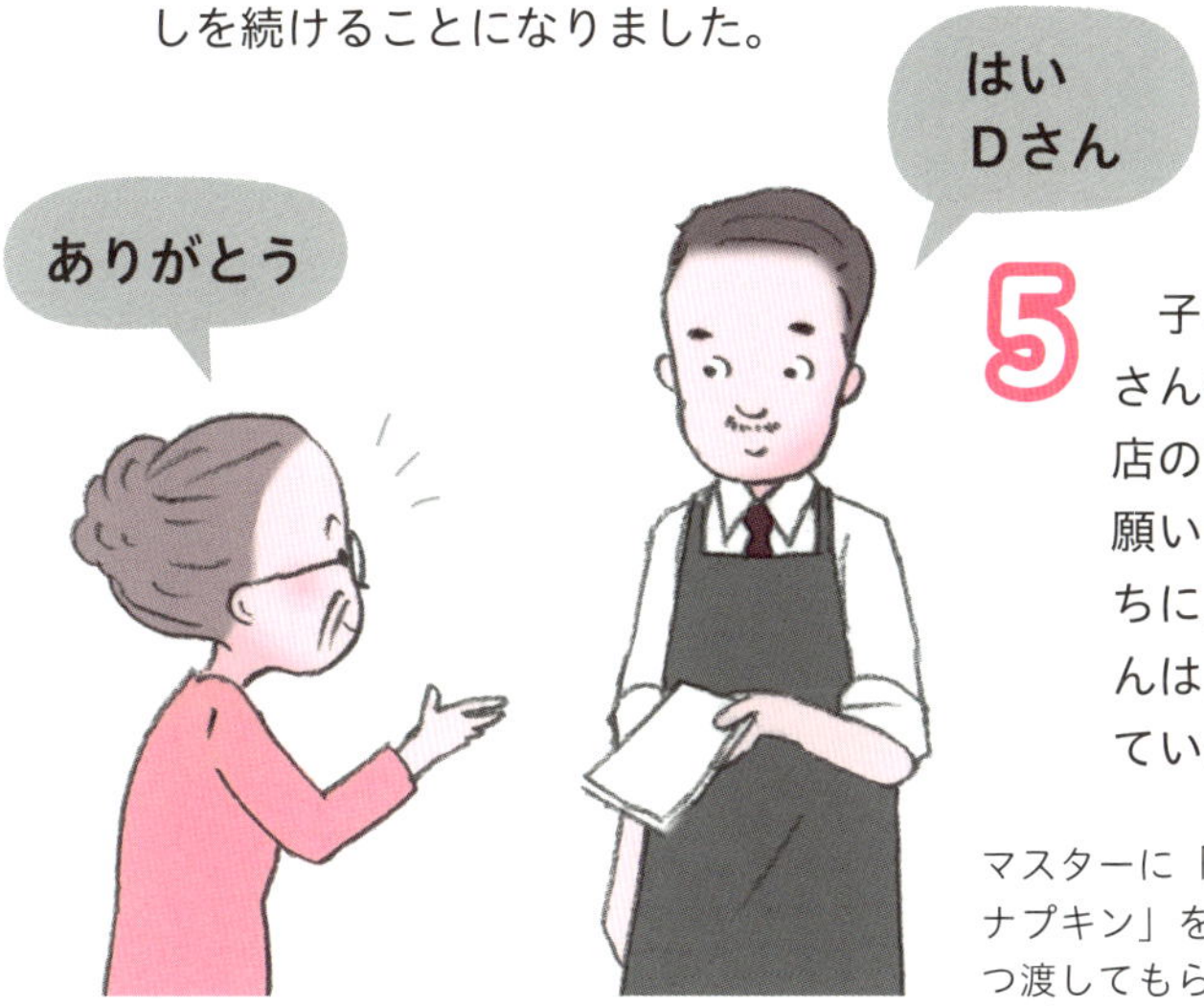
ありがとう
はい
Dさん

5 子どもたちはこまめにDさんのところへ通い、喫茶店のマスターにも協力をお願いしました。地域の人たちに見守られながら、Dさんは、ひとり暮らしを続けています。

マスターに「持ち帰り用の紙ナプキン」を預けて、少しずつ渡してもらうことにした

4-1

収集癖――時代背景に起因することも

「ものがあれば安心」

認知症の人は、がらくたを集めてきたり、同じものばかり買い集めたりして、家の中がものであふれかえることがあります。

周囲の困惑

・家がごみ屋敷になる
・不衛生
・自治体によっては、ごみの持ち帰りで処罰されることがある
・万引きにつながることもある
・同居する家族のものもなくなる

本人の気持ち

ものを集める行為は、**心の不安を埋めようとする行為**と考えられます。食べきれない食品も、不衛生なごみも、他人のものも関係なし。「これがあれば安心」と集めてきます。

人に片づけられそうになると、「大事なものを盗まれる」と思いこみ、いっそう大事にしまいこみます。

もののない時代に戻っている

収集癖の背景には、ものを集めることで、不安や孤独を埋めようとする心理が隠れています。

とくに、今の高齢者は戦中・戦後と貧しい時代を経験した人が多く、ものに強いこだわりをもつ傾向があります。その時代に記憶が戻り、「もったいない」と、せっせとがらくたなどを拾い集める

人も。もの以外にも、「人集め」といって、用事もないのに人をよびつけることもあります。

こだわりは続かない

集めるものは、人によって異なりますが、石や紙くずなどさまざまです。米や砂糖など、同じ品物を大量に買いこむ「乱買」も、収集癖のひとつです。こだわりの対象はたいてい長続きせず、別の対象にうつります。

■対応のヒント

本人は**集めたくて集めています。**その気持ちを考えて、無理にやめさせず、捨てるときも配慮しましょう。

＊生活歴と不安が収集の理由なら

貧しい時代を生きた記憶や、話し相手がいなくて寂しいということが主な原因。苦労や不安を感じないように、心のケアをおこなう。

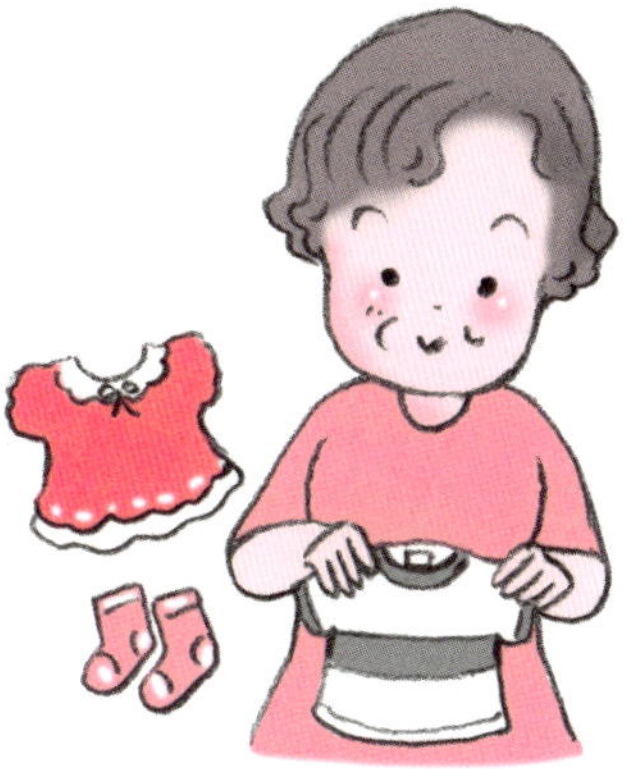

記憶のなかの子どもたちに着せる服を集めている

＊大事なものは隠しておく

家の中でも目についたものを1ヵ所に集めだすことがある。持っていかれたら困るものは、あらかじめ隠しておく。

＊本人のいないところで少しずつ処分する

不衛生なものや、たまりすぎたものは、本人にわからないように処分する。本人のいないときに少しずつ減らしていけば、気づかれにくい。

4-2

万引き——犯罪とは意識していない

・警察をよばれ、逮捕されるのか
・まじめな人が突然おこなう
・何度もくり返す

悪気がないので責めないで

『犯罪白書』によれば、検挙された高齢者の約5割は万引きです。なかには、**認知症の症状として万引きをしてしまう**人もいます。

認知症の人の万引きの原因は、自分のものと他人のものの区別がつかない、ものへのこだわりが強い、レジでの会計を忘れた、などが考えられます。前頭側頭型認知症（ピック病）の場合は、万引きなどの反社会的な行為がめだちます。

家族は衝撃を受け、罪悪感でますます自分たちの居場所がなくなるような感覚に陥りがちです。

周囲の困惑

・顔なじみのお店でトラブルを起こす

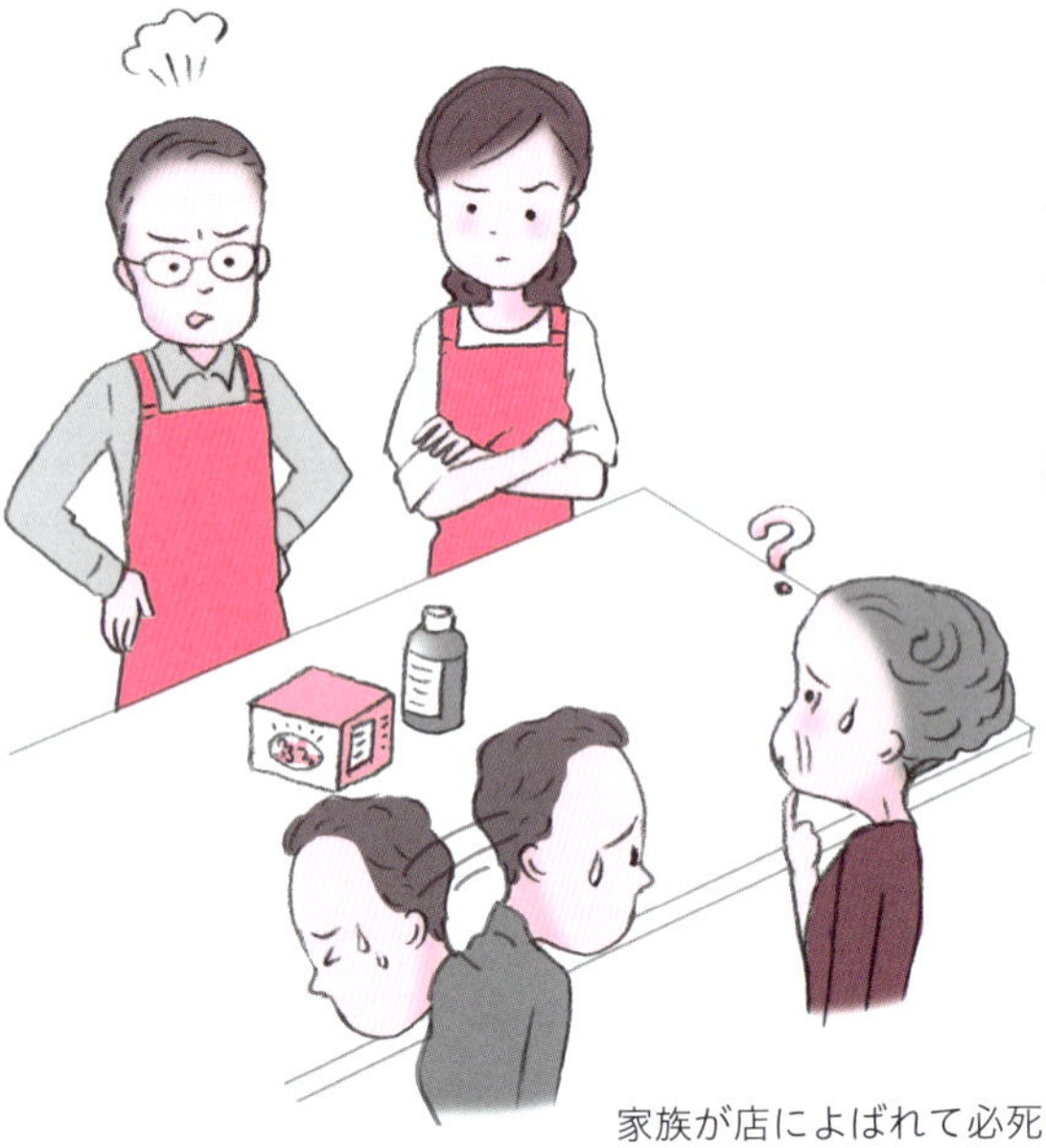

家族が店によばれて必死に謝る間も、本人はきょとんとしている

＊令和６年版『犯罪白書』法務省

■本人の気持ち

自分のしていることが「万引き」だと理解できません。「万引きはいけない」という常識はあっても、自分のしたことと結びつかないのです。

本人にしてみれば、目の前にほしいものがあったので、持ってきただけのこと。その行為を責められても「自分がやったのか」「なぜやったのか」、よくわかりません。他人事のように感じ、罪悪感もありません。

■対応のヒント

万引きは認知症の症状のひとつ。家族だけで対応しようとせず、周囲に事情を知らせ、万引きをしたときの対応を一緒に考えましょう。

＊叱責しない

本人は自分が悪いことをしたという自覚がない。叱責すると態度をかたくなにしてしまう。

＊店や警察に事情を伝えておく

いつも決まった店でトラブルを起こすことが多い。あらかじめ相談しておき、協力を求める。

＊心の張りをつくる

刺激がないと、認知症は急激に進む。生きがいをもたせ、再犯を防ぐ。

認知症で減刑になった

前頭側頭型認知症は、初期には記憶も見当識も保たれやすく、反社会的行動が出ても、認知症とわかりにくい病気です。

ある70代の女性は、夫と死別後、万引きをくり返すようになりました。窃盗罪で執行猶予期間中、再び万引きをしたとして逮捕、起訴。二審でようやく認知症とわかり、再犯にもかかわらず執行猶予がつきました。

4-3 うそ——本人にとっては真実

本人にうその自覚はない

「猫におしっこをひっかけられて、下着がぬれてしまった」

認知症の人は、たまに突拍子もない話をもち出すことがあります。**ありもしないことを、実際に体験した話のようにつくりあげて言いふらす「作話」**です。抜けてしまった記憶を、自分に都合のよいように補うので、聞いた人は呆れます。けれども本人は大まじめです。

誰かをだましたいのではありません。本人にうそをついている自覚はないので、反論したり、否定したりすると、反発します。

作話のなかには、近所の人に家族の悪口を言いふらすケースもあります（↓P85）。一見しっかりしたようすで話すので、近所の人が信じてしまうこともあり、家族は傷つきます。

周囲の困惑

・介護者との関係がぎくしゃくする
・犯人にされた人が傷つく
・へんな噂を広めないでほしい

本人の気持ち

自分の失敗を認めようとしません。「私がそんな失敗をするはずがない」と思っています。「では誰が？」と考えると、自己防衛の本能が働き、**現実とのつじつまを合わせるために、**「猫がやった」などと話します。自分もそう信じこんでいます。

■こんなケースも

・汚れた下着をタンスにしまおうとしていた。「洗濯するから出して」と言ったら、「私は知らない」と涼しい顔

・失禁したとき、つい責めてしまったら、「犬がした」とペットのせいにした。失禁じたいより、言い訳にあきれた

■対応のヒント

「うそつかないで！」「なに言ってんの！」は禁句です。

＊作話をする心理を理解する

記憶障害によって、自分がおこなったことを忘れている。その空白を埋めようと推測するとき、自分にとって都合のよい話になってしまう。この心理を理解する。

＊話を合わせる

自分の人生を美しく脚色する場合もある。うなずきながら話を聞き、けっして否定しない。否定すると妄想につながることがある。

＊理由を考えてサポートする

「猫が服を引き裂いた」などと言う場合は、なにかしたいことがあって失敗した可能性がある。本来したかったこと（裁縫など）を、生活歴などから推察し、サポートする。

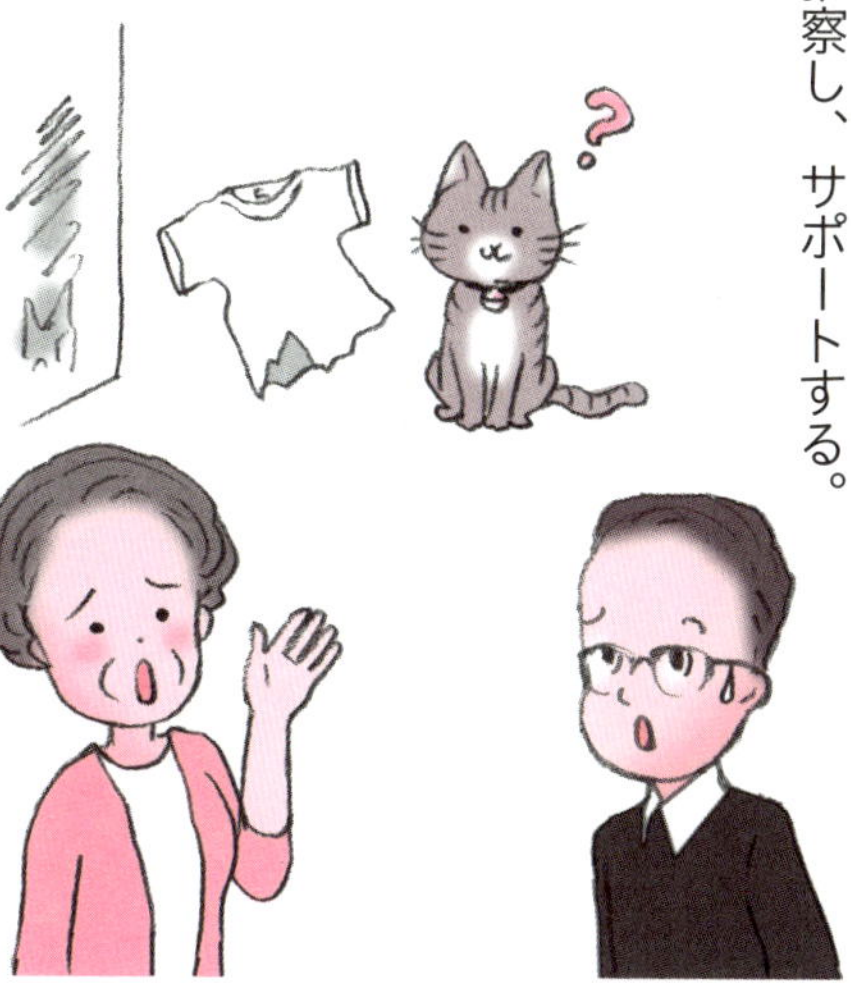

「猫がやった」には啞然とする

解説

自分に不利なことは認めない

うそをついているわけではない

認知症の人はときどき、巧みに自分の失敗や過ちの言い逃れをします。しらじらしいうそを平気でつくため、周囲は「認知症ではなく、単に狡猾《こうかつ》なだけでは?」と疑ってしまうほどです。

自己を守ろうとして言うことは、本人の単なるずるがしこい言い訳に聞こえるかもしれません。しかし、これも**認知症の症状のひとつ**です。

例えば、ガスレンジの火を消し忘れて危うく火事になりそうになった場合。家族にいくら叱られたところで、「ガスレンジを使った記憶がない」ので、火を消し忘れるはずもないのです。このとき「知らない」と言い張るのも、本人にしてみれば本当のこと。うそをついているわけではありません。

掃除をしていないので、「掃除をお手伝いしましょうか」と尋ねると、「週に1度はしているよ。貧乏暇なしでね」という返事。

自分の不利な状況をかわそうとして言うことには、つい納得しそうになることもあります。あまりに素早く、ことわざなども交えて言い返してくると、その人は認知症だと思えないほどです。

誰にでもある本能

誰にでも**自己防衛の本能**はあり、失敗を責められたり、叱られたりしたらいやなものです。人には、自分の能力の低下や、生存に必要なものの喪失を認めようとしない傾向があるため、まわりからみると明らかな「うそ」をつくのも人間の自然な本能と理解することが大切です。

ただ、健常な人は、「うそをついてはいけない。かえって自分の立場が悪くなる」とわかっています。ところが**認知症の人は、そこまで思いが至らない**ので、本能のままに言ってしまうのです。

■現れ方の例

近所のスーパーで、お金を払わずに商品を持って帰ってきてしまいました。本人は「お金を払った」と言いますが、お財布を持って行っていないので、そんなはずはありません。

■対応のヒント

本人に万引きした認識はないため**叱責してはいけません。**店に事情を説明して、代金を払います。本人がよく行く店なら協力をお願いし、自宅の連絡先を渡しておくといいでしょう。

うそではなく自己防衛

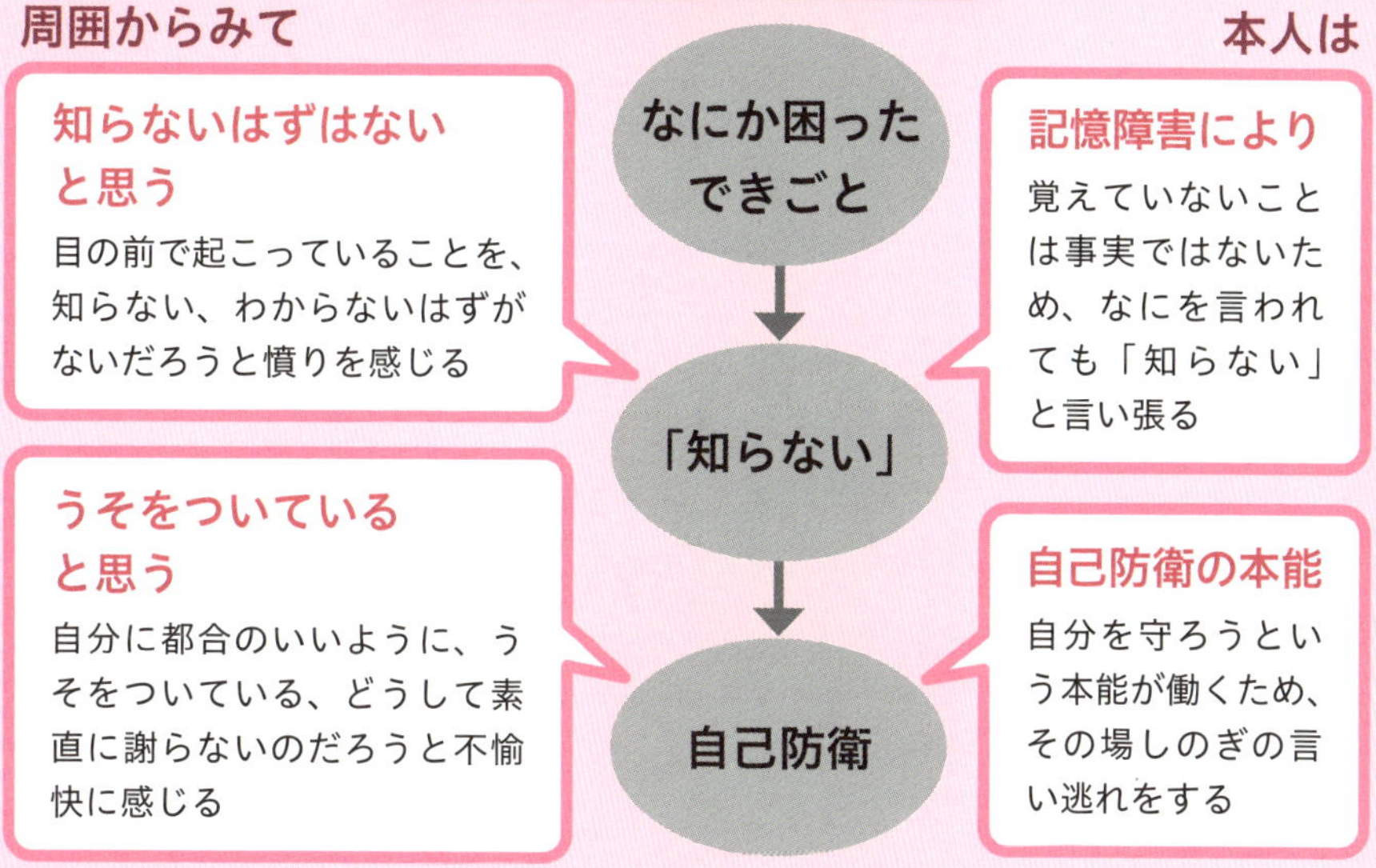
周囲からみて
本人は
なにか困ったできごと
「知らない」
自己防衛
知らないはずはないと思う
目の前で起こっていることを、知らない、わからないはずがないだろうと憤りを感じる
うそをついていると思う
自分に都合のいいように、うそをついている、どうして素直に謝らないのだろうと不愉快に感じる
記憶障害により
覚えていないことは事実ではないため、なにを言われても「知らない」と言い張る
自己防衛の本能
自分を守ろうという本能が働くため、その場しのぎの言い逃れをする

4-4

徘徊――なんらかの目的がある

行方不明や事故も

認知症であっても足腰が丈夫な人は、介護者が目を離した一瞬のすきに、どこかへ出かけてしまうことがあります。すぐにみつかることが大半ですが、そのまま行方不明になったり、事故にあったりする事例も絶えません。

■周囲の困惑

・行方不明になる
・事故にあい、大けがをする
・鉄道事故にあい、損害賠償を求められる
・自宅から遠く離れたところに行ってしまう

■本人の気持ち

・〇〇に行かなくては
・もう家に帰らなくちゃ
・急に頭が真っ白になった
・実家へ帰ろう
・狐に化かされた

■現れ方の例

＊留守番していたのに行方不明

誰もいない家にひとりで取り残されたことで、ひとりぼっちで「捨てられた」と思い、家族を捜しに出かけてしまった。

＊隣町の交番で保護された

小銭しか入っていない財布を握っていたので、どうやら近所に買い物に出たつもりらしい。けれど、スーパーへの道がわからなかったようだ。

＊踏切内で倒れていた

家にいないので捜していたら、近所の人が連れてきてくれた。踏切を渡ろうとして線路に足をとられたのか、踏切内で倒れていたとのこと。とんでもない事故にあうところだった。

■対応のヒント

徘徊はある日突然始まります。徘徊が始まると、家族はとても心配して、必死で捜しまわり、みつかったとき、つい感情をぶつけてしまいがち。しかし、**責めるのはよくありません。**

また、家族は監視の目を光らせ、カギをかけて家に閉じこめがちです。しかし、これもいい方法ではありません。認知症の人は「自分は見張られている。逃げ出したい」と考えて、わずかなすきをついて家を抜け出します。

＊本人なりの意味を考える

多くの場合、本人なりの目的がある。なんのために外に出ていったのかを尋ねてみよう。

＊朝から注意

夕暮れ症候群（↓P24）としての徘徊のほか、午前中も徘徊が多い時間帯。介護者が家事などに追われているすきに、ふらっと出かけることも。

＊名札をつける

服や靴に氏名と連絡先を書いておく。また、玄関にセンサーを設置したり、GPS機能付きのセンサーを身につけさせる。

自治体によっては、徘徊対策として靴用ステッカーを配布している。

＊徘徊SOSネットワーク

徘徊SOSネットワークとは、自治体などのサービス。事前に登録しておけば、行方不明になったとき、警察や行政、地域の人に捜索に協力してもらえる（自治体により名称はちがう）。

4-5

性的異常――人違いや抑制力の低下で

対応が難しいことのひとつ

性的異常は「性的逸脱行為」といい、女性にもみられますが、男性に多くみられる行動です。異性の介護者をベッドに誘ったり、突然抱きついたりします。性器を露出するなどの行為もあります。

周囲の人はとまどい、嫌悪感を抱きがちです。介護者は、認知症の人を軽蔑してしまい、介護に嫌気がさすこともあります。

性的逸脱行為は、見当識障害による人違いや、抑制力の低下によって、欲求のコントロールができなくなっていることが原因です。その根底には、愛し・愛されたいという欲求があります。性の欲求は、生の本能であり、愛情の飢えや孤独、不安を埋めるための行為でもあります。

周囲の困惑

・介護者が本人に嫌悪を抱く
・下半身を露出し、触らせる
・DVや過度の束縛が起こる

本人の気持ち

認知症の人は昔の記憶しか残っていないため、若い女性の介護者を「いつも優しくしてくれるあの女性は、ぼくの妻」と思いこんでいます。「いつも面倒をかけてすまない」「妻になにかしてあげたい」という気持ちになります。

・必要とされたい
・かまってほしい
・妻（じつは義理の娘）は、優しいなあ

■ 対応のヒント

認知症の人の性的逸脱行為のほとんどは、直接的な行為ではありませんし、長くは続きません。本人には悪いことをしているという意識はないので、拒否したり、叱ったりすると、否定された不快感だけが残ります。「キャー、やめて！」「いやらしい！」などと言うと、混乱して怒りだし、暴力をふるうことも。じょうずな忌避方法をみつけてください。

＊軽くかわす
「今日は調子が悪いの。また今度ね」などと優しく。

＊楽しみをみつけてあげる
食べ物や趣味など、ほかに関心を向けさせる。散歩やリハビリなど、体を動かすのも有効。

＊不安をとりのぞく
不安が性的逸脱行為につながる。不安の原因をとりのぞく。

＊目をみて手に触れる
手を握るだけでおちつくことも。

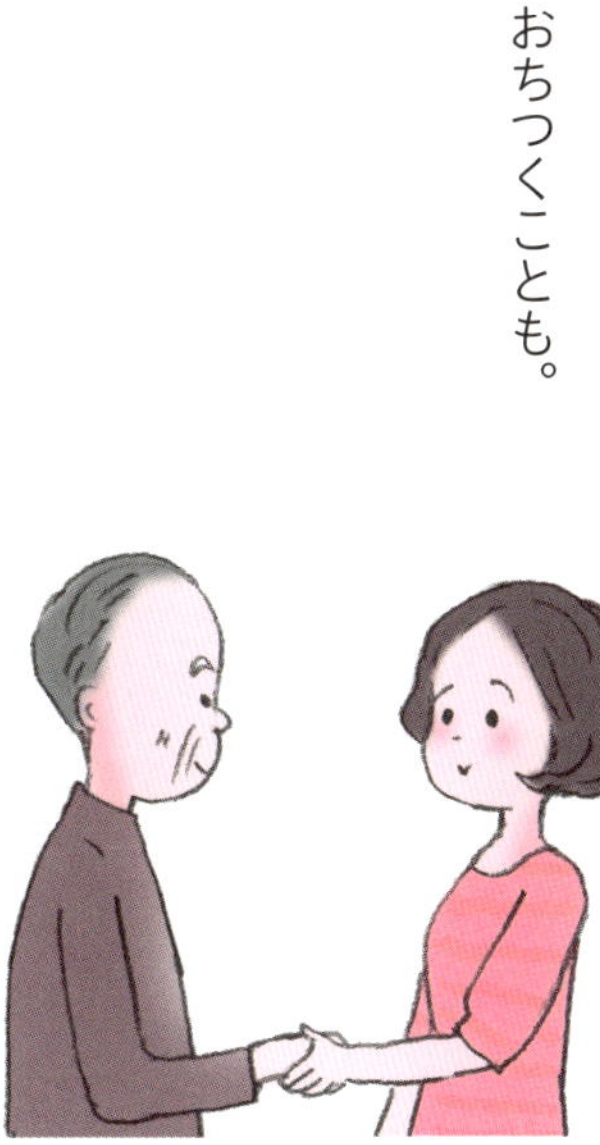

性的なことは、デリケートな問題だけに、なかなか周囲に相談できず、介護者がひとりでかかえこんでしまうケースも多いようです。しかし、介護者にとっては対応が難しくストレスが大きいので、やはり相談し、打ち明けられる相手をもつことは大切です。思いきって家族や周囲に相談する、認知症専門の相談機関に電話をしてみるなど、ひとりで悩まないようにしましょう。症状が激しい場合は、薬で抑えることもあります。

暴力──無理に押さえるのは逆効果

本人は苦しさを感じている

認知症の症状として、感情が不安定になったり、気持ちが抑制できなくなったりすることがあります。しかし、けっして**理由なく感情のねじが外れているわけではありません。**

認知症の人は、自分の気持ちや意思を言葉で表現できず、わかってもらえないいらだちや寂しさを感じています。感情の抑制力も低下するため、少しの刺激で感情が爆発し、暴力になって相手に向かいます。相手が強く出たり、無理やり押さえたりすると、さらに激しくなります。

暴力は、以前から自分の思いどおりにしてきた人やプライドが高い人に多い一方、温厚だった人が

ふるうこともあります。また、前頭側頭型認知症の人は、感情のコントロールがうまくできない場合が多いようです。

周囲の困惑

- 介護者の心身の傷になる
- 他人に暴力をふるって警察沙汰になる
- 介護者と本人の関係がぎくしゃくする
- 介護施設を追い出される

本人の気持ち

- うまく言葉が出てこない
- バカにするな！
- 助けて！（正当防衛だ）
- イライラする
- なんでそんなことをするんだ！

■ 現れ方の例

孫たちが遊びに来たとき、会話に入れず、かんしゃくを起こした夫。「もうみんな帰れ！　二度と来るな！」と追い出しました。しかしそのあと「悪いことしちゃった。いやになる。謝ってすむことじゃない」と、ずっと泣いていました。

■ 対応のヒント

＊心理を理解する

しょっちゅう失敗している自分への憤り、孤独、不安など、本人は大きなストレスをかかえている。認知症になりたくてなる人はいない。そのつらい気持ちをくむ。

＊自尊心を尊重する

行動の否定や訂正は感情を乱す引き金になる。日ごろから本人を尊重する言葉をかけていく。

＊危険なものは側に置かない

投げられて困るものは、本人の目の届かないところに置く。ティッシュ箱など、投げられても安全なものを目につくところに置いておく。

介護者はおちついて

暴力に対しては、介護者がおちつくことが大切です。身の危険があるような場合は、第三者に対応を頼み、介護者自身がいなくなったほうが、興奮がおさまる場合もあります。

ただし、力の強い男性などが無理やり**力ずくで暴力を押さえこんだりするのは、本人がますます興奮するので、逆効果**です。とにかく本人の興奮を鎮めることが第一です。

暴力が続き、介護者の対応が困難な場合は、訪問介護サービスを利用したり、精神科などの専門医にみてもらって、少し穏やかになれる薬を処方してもらってもいいでしょう。

幻覚――本人にとってもストレス

恐怖感を取り除いて

幻視や幻聴など、実際にないものが見えたり聞こえたりする「幻覚」は、認知症全般にある症状です。不安や環境の変化などで「せん妄」（↓P127）を起こすと、「泥棒が入ってきた」などの幻視を生じることもあります。

レビー小体型認知症の幻視は、はっきり見えるのが特徴です。レビー小体型認知症の約8割に幻視の症状があり、発症のサインにもなっています。

幻視が問題となるのは、本人が混乱したり、怖がったりすることで、**心が不安定になり、認知症の症状を悪化させる可能性がある**ことです。言い換えれば、幻覚を感じても、本人が恐怖を感じたり混乱や不安に陥ったりしなければ、問題はないのです。

周囲の困惑

・本人が怖がり、通報してしまう

どのような幻覚か

「幻視」には、人が見える場合、小動物が見える場合、光景が見える場合の**3パターンがあります。**ものや模様を別のものに見間違える「錯視」や、音や声が聞こえる「幻聴」も起こりがちです。

現れ方の例

隣の家で誰かが大声を出してうるさいと訴えます。「そんな声は聞こえない」と答えると、「私の言うことを信じないのか」と怒ります。

■本人の気持ち

・知らない子が家に入ってきた
・なぜほかの人には見えないのだろう

■対応のヒント

＊気持ちによりそう

本人にはありありと感じられるので、恐怖や不安をもっている。その気持ちによりそう。「なに言ってるの」「バカなこと言わないで」は禁句。

＊一緒に解決する

幻覚はどんなもので、それによってどういう気持ちなのかを聞く。一緒に幻視のある場所に近づいたり、その場を離れたりする。

＊部屋を明るくし片づけておく

暗がりや物陰、壁にかけた衣類は錯視の原因。明るくすっきりした部屋では、錯視がおさまることもある。

鏡や人形に話しかける現象

認知症の人が鏡や人形に向かって楽しそうに話していることがあります。鏡に向かって一人二役で話す現象を「鏡現象」といいます。認知能力の低下に伴う症状で、アルツハイマー型認知症以外ではみられません。鏡の中の人を、「どこかで会った懐かしい人」と思っています。

また、人形を生きた人間のように扱う「人形現象」は、失認によって起こり、女性に多くみられる症状です。子育てに夢中になっていた時代に戻っており、「私の娘はかわいい」と世話をしながら、幸せを感じています。

鏡や人形に向かって穏やかに話している場合は、その世界を尊重し、そのまま見守ります。しかし、興奮して怒りだすようなら、「まぁまぁ、お茶でもどうぞ」などとその場から引き離すといいでしょう。

4-8

昼夜逆転——夜は不安でおちつかない

家族が疲弊する

夜中に起きだして、大声を出したり、周囲の迷惑も考えずに活動しはじめたり。**昼夜逆転は、家族にとって大きな負担**になります。

年齢を重ねると誰でも睡眠リズムが変化します。認知症になると睡眠リズムが乱れ、夜間の睡眠が浅くなります。健常な人は目が覚めたとき、自分が置かれた状況がわかりますが、**認知症の人は見当識障害のため混乱**します。今がいつで、なにをする時間なのかわからず、仕事を始めたり、不安や恐怖に襲われて騒ぎだしたりします。

そのほか、昼間なにか興奮することがあって、その状態を引きずっている、心配ごとがある、排泄の問題（頻尿など）、空腹、体のかゆみ、部屋の環境（明るさ、寝具、室温、音など）、日中の活動量の低下、睡眠薬や向精神薬などの影響も考えられます。

周囲の困惑

・睡眠がとれず疲労困憊
・夜間に通報してしまう

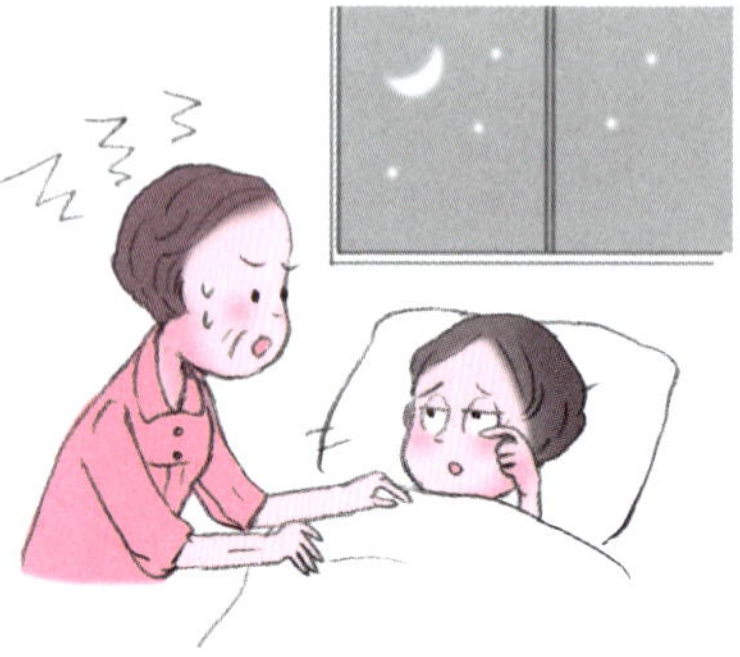

毎晩、夜中に起こされる
家族は心身がもたない

■本人の気持ち

・目が覚めたら、見覚えのない部屋で寝ていた
・夜は怖くてひとりでいられない
・隣にいる人に助けを求めた
・心配ごとが頭から離れない

夜間せん妄とは

昼夜逆転の原因のひとつに、夜間せん妄があります。せん妄は、一時的な意識障害で、誰もいないのに人が見えたり、興奮したりします。症状は、急激にひどくなりますが、数日から数週間で回復します。

高齢者では、環境の変化や脱水症状、薬の副作用などでも起こりやすく、認知症の人は、よく併発します。**せん妄は原因を取り除くことで改善できることが多い**ので、昼夜逆転が起きたら、主治医に相談しましょう。

■対応のヒント

夜中に目が覚めても、「ここは安心できる場所だ」と感じさせるようにします。

＊日中の過ごし方を見直す

昼間の活動を増やし、太陽光を浴びるようにする。1週間、1カ月単位で生活を見直し、リズムを整える。ただし、昼間に無理やり起こしつづけると、夜中の興奮が増すこともある。監視されているような気分にさせるためと考えられる。

＊環境を整える

室温や湿度、明るさ、寝具の寝心地、さらには窓からの街灯の光が気になるという人も。

＊心身のようすを観察する

昼間のできごとによる興奮を夜まで引きずることがある。不安感、尿意、体の不快感などが原因の場合もある。

解説……

「こだわり」から脱け出せなくなる

■説得より対応を■

認知症の人は、あるひとつのことが頭に残り、抜け出せなくなることがあります。周囲が**説得や否定をすればするほど、逆にこだわりつづける**のが特徴です。本人の気持ちを無視してやめさせようとするのは、こだわりを深め、気持ちを乱します。以下の、こだわりに対応する方法を試し、自然におさまるのを待つのが得策でしょう。

■こだわり行動の例と対応法■

■こだわりの原因を取り除く

夫が浮気している（相手は娘）など、ありえない相手に嫉妬している――夫への猜疑心《さいぎしん》が原因。本人の信頼を裏切る行為をしていないか考えてみる。「通帳がみつからない→勝手にお金を使っている→浮気」というケースも。再発行してもらえばいいと割りきり、通帳を渡したらおさまった。

■そのままにする

コーヒーをたくさん淹《い》れて部屋のあちこちに並べる――会議のコーヒーを準備しているらしい。本人や周囲に害がないので、そのままにする。本人の承諾なしに勝手に片づけるのはよくない。

■関心を別のほうへ向ける

夜中に起きて「誰かいる」と騒ぐ――「おいしい最中《もなか》があるから食べませんか」などと関心をそらす。夜中でも軽食ならかまわない。

■第三者の力を借りる

年金が盗られたと騒ぐ——郵便局員など社会的に信用がある人に頼み、「1円も引き出されていませんよ」と説明してもらう。

■地域の理解と協力を得る

幻聴なのに「音がうるさい」と隣家に怒鳴りこむ——隣家に事情を説明し謝罪を。地域にも理解や協力を要請しておく。

■一手だけ先手をうつ

郵便物を取り出して隠す——本人より先に大事な郵便物をとりだし、不要なものは残しておく、別の郵便受けを設置するなど、先手をうつ。

■本人の過去を知る

近所の中学生に向かって突然怒りだす——中学生時代、友人に自転車を盗られたことがあったようだ。原因を周囲の人に説明した。

■長時間は続かないと割りきる

ティッシュペーパーを食べる——ティッシュのように実害がないものは、食べても差しさわりがない。飴など代わりのものを差し出すか、一時のことと割りきる。

こだわり行動に似た「常同行動」

手をたたく、同じコースを歩きまわるなど、ある行為や行動を何度もくり返すことを「常同行動」といいます。その行動は、周囲の人にとって不可解なものがほとんどです。

しかし、本人が**記憶のどの時代にいるかがわかれば、行動の意味が理解できます**。毎日同じ時間に帽子をかぶり、車に乗って出かけようとするのは、「自分は現役」と思っていて、田畑に行こうとしているのかもしれません。

周囲の人は、**危険を伴うものだけ止めます**。それ以外のことは無理にやめさせず、本人の世界に合わせ、見守っていきましょう。

食事の問題――過食・拒食・異食には

食べすぎたり拒否したり

認知症になると食事のとり方や食欲のコントロールに支障が出てきます。食べたばかりでも「食べていない」と訴える「過食」は、記憶障害や脳の視床下部にある満腹中枢の機能低下によります。過食を注意すると、「食事もさせてくれない」と悪感情だけが残ります。**ある程度は割りきって受け止めましょう**（→P30）。

食事を拒否する「拒食」は、嚥下《えんげ》障害や味覚障害、体調不良、毒が入っているという被害妄想などが原因と考えられます。食べられないと体力は急速に弱まるので、主治医に相談し、**早急に対策をとりましょう。**

拒食への対応のヒント

＊食べる訓練をする

嚥下障害の場合、飲み込み反射や舌の動きなどのリハビリをおこなう。

＊食卓の雰囲気を明るくする

食べ方に偏りがあっても、叱らずに見守る。使いやすい道具を用意し、食事介助は機械的にならないように（これは過食への対応にもなる）。

異食は誤飲事故の危険も

認知症が進み、**食べ物という概念がわからなくなる**と、手の届くところにあるものを、食べ物かどうかにかかわらず口に入れてしまいます。

異物は、ティッシュペーパー、石鹸、花、タバコ、便、紙おむつ、電池、薬品、薬の包装シート、洗剤などさまざま。とてもまずくて食べられないものでも、味覚や嗅覚が鈍っているため、平気で口に入れてしまいます。

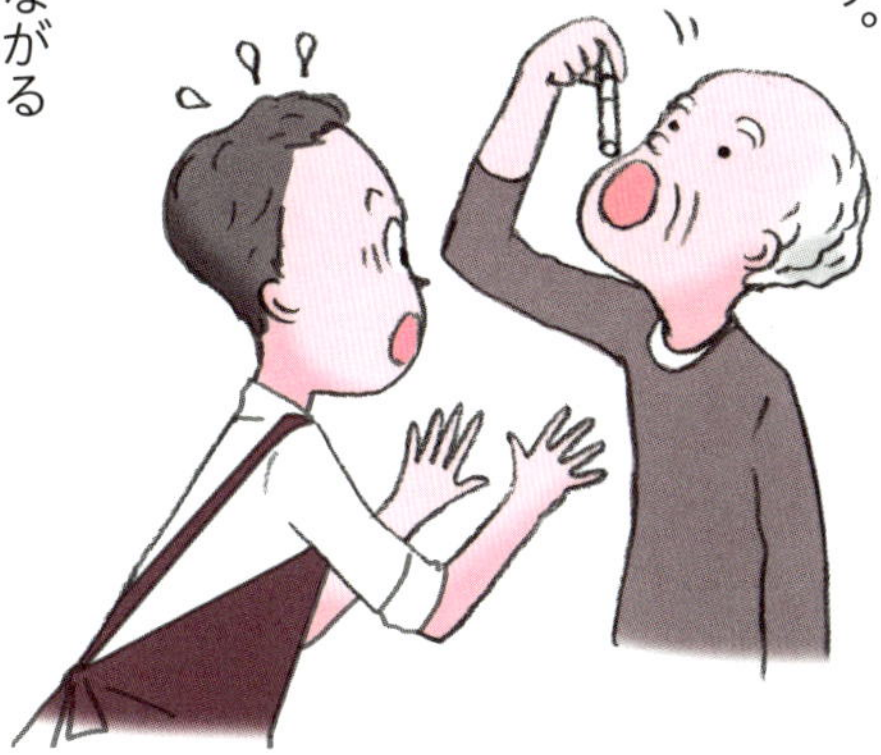

■ **周囲の困惑**

・死亡事故につながる
・うかつに物を置いておけない
・常時気が休まらない

■ **本人の気持ち**

・手ごろな大きさと形。口に入れてみよう
・お菓子かな。おいしそう

■ **対応のヒント**

＊食べそうなものはしまっておく
すべてをしまうのは無理があるので、薬や洗剤、電池など危険なものからしまう。

＊「食べる」から気をそらす
手持ち無沙汰でなんとなく口に入れることも。話し相手になるなどして関心をそらす。

応急処置

絶対吐かせない
▶▶石油製品（マニキュアなど）、漂白剤、樟脳《しょうのう》（防虫剤）など

牛乳を飲ませる
▶▶漂白剤、石鹼、乾燥剤（シリカゲル）

なにも飲ませない
▶▶タバコ、樟脳、石油製品

→ **あわてずに病院へ**

4-10

排泄の困難――トイレの場所を認識できない

本人も家族も落ちこむ

排泄の失敗は本人にとってショックが大きいものです。とくにまだら症状で、自分の失敗がわかる人は落ちこみ、汚れた衣類をたんすに隠したり、「私じゃない」と人のせいにしたりします。排泄はその人の**プライドにかかわる問題**なので、自分の失敗はけっして認めたくないのです。

見当識障害のため、トイレの場所がわからないことが大きな原因です。また、トイレといえば和式トイレ、という人もいます。洋式トイレの使い方がわからず、便器の縁に足をかけて転倒しそうになったり、床で用を足したりします。男性は、小便器を捜していることもあります。

周囲の困惑

・トイレの使い方が汚い
・後始末がたいへん
・失禁を人のせいにする

本人の気持ち

・トイレがどこかわからない
・やっとトイレがみつかった
・トイレが間に合わなかった

対応のヒント

排泄の失敗は本人にもつらいこと。**本人の前で失敗を嘆くのはよくありません。**トイレの場所がわからなかったり、トイレの使い方を忘れたりしているのですから、まず環境を整えます。

＊貼り紙をする

「便所」「べんじょ」などとトイレのドアに貼り紙をする。誘導の貼り紙をするのも効果的。

よく排尿してしまう場所には、「小便禁止」などと書いておくのもいい。神社の鳥居マークなど神聖なものを描くと効果があることも。

＊シートを敷いておく

畳の上に排尿や排便をされては後始末がたいへん。事前に、水を通さないシートを敷いておけば取り替えるだけで、掃除も楽にすむ。

＊排泄リズムをつくる

食前、食後にトイレに誘導するなど、リズムをつくる。その際、トイレの使い方を実際に示しながらまねしてもらうと、なおよい。

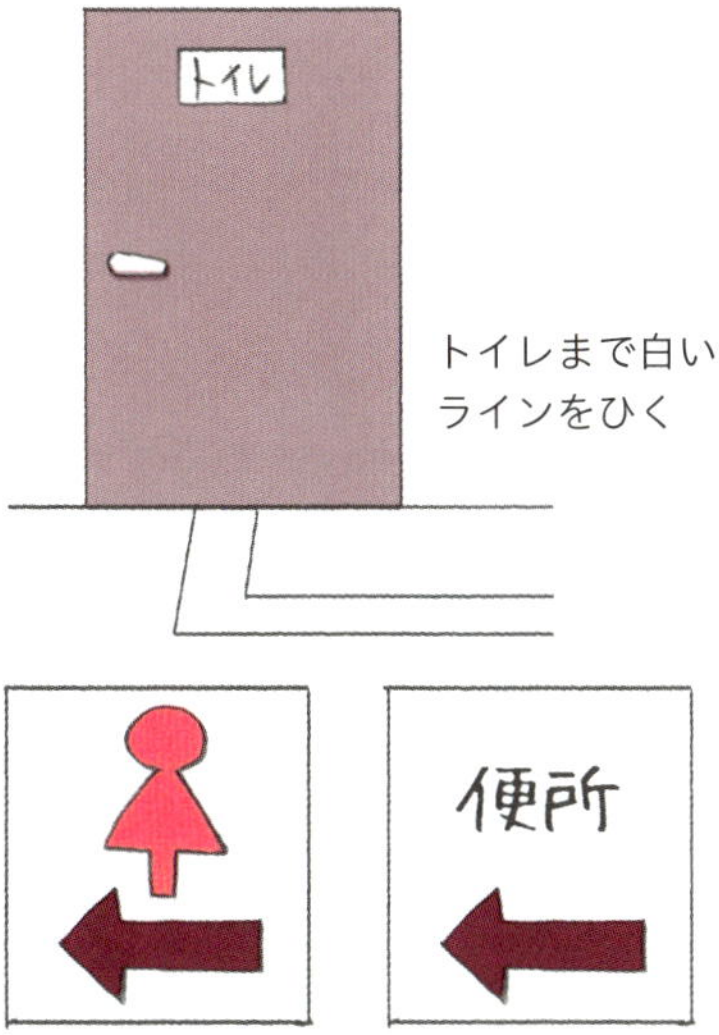

トイレまで白いラインをひく

文字ではなくマークでも

誘導の→を何枚も貼る

■こんなケースも

夜中はおむつをしているのですが、勝手にはずしたり、介護者をよんだりします。24時間、トイレの誘導はできないので、困っています。

■対応のヒント

おむつが汚れて不快、おむつそのものが不快、夜中には不安になる、などが考えられます。夜間の対応は負担が大きいもの。寝る前の水分補給はコップ半分など控えめにします。ポータブルトイレを用意して、尿意がなくても座ってもらいます。はき心地のよいおむつを選びましょう。

介護の負担が大きい「弄便《ろうべん》」

自分の便を弄《もてあそ》ぶ行為を「弄便」といいます。便を便と認識できなくなっていますが、便失禁への羞恥心は残っています。不快ななにかを自分で片づけようとしたり、下着の中が不快なので手で触ったりした結果、その汚れた手を壁などで拭《ぬぐ》おうとしているにすぎません。

弄便が始まると、家族や介護者はショックを受けると同時に、片づけや異臭に悩まされます。在宅介護をあきらめるきっかけにも。

まず、排泄のリズムをつかむことから始めましょう。

弄便への対応例

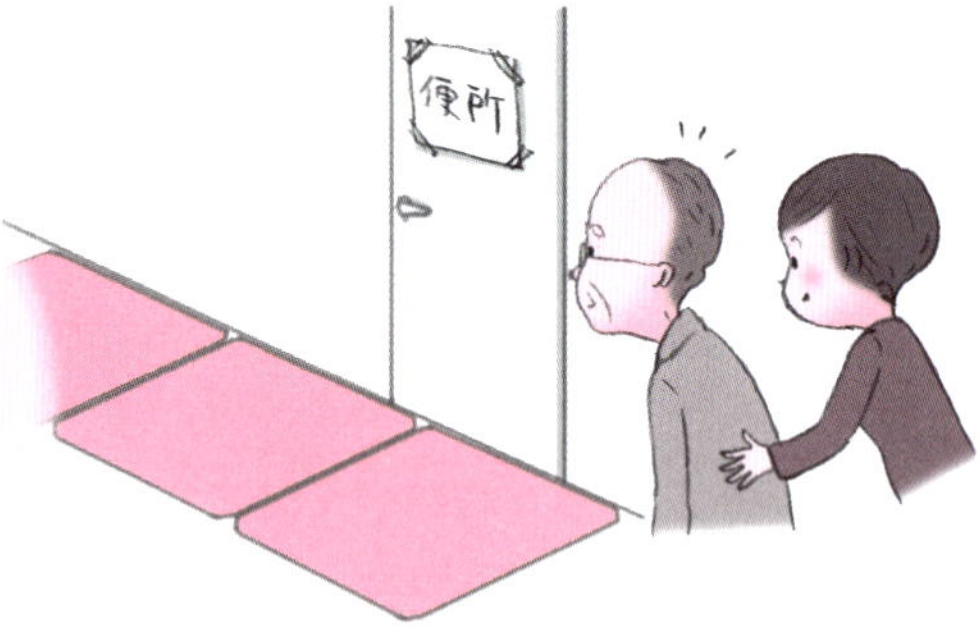

清潔にする

とにかくすぐに清掃。本人にはシャワー。茶殻やコーヒー殻、消臭剤を置く。あらかじめ、床や壁にペット用シートや防水シートを貼っておく。

観察する

排便前の表情やようすを観察し、トイレに案内する。弄便のとき、なにが不快なのかがわかると対策を立てやすい。

医師に相談も

排泄リズムを薬で調整することがある。排泄ケアの認定看護師や排泄機能指導士という専門家もいるので相談を。

5

知識と情報が介護をラクにする

5-1

認知症の「9つの法則」を理解する

知ることが力になる

家族が認知症になり、もの忘れがひどくなったり、話が通じなくなったりしたら、家族は混乱し、どうしたらよいか悩むでしょう。

認知症の人は、自分の認知できる世界に生きています。介護者は、健常者の「常識」や「事実」を押しつけるのではなく、認知症の人の世界を理解し、尊重することが、介護の基本です。その世界と現実とのギャップを感じさせないようにとりもつようにします。

認知症を理解しておきましょう。知識は力になります。本書では、随所で解説していますが、ここで「9つの法則」としてまとめます。

第1法則 記憶障害に関する法則

記憶障害は、認知症の人に例外なくみられる基本的な症状です。認知症の人にとっての事実とは、「記憶にあること」だけです。一般的なもの忘れとは違い、左記の特徴があります。

- **記銘力の低下**
- **全体記憶の障害**
- **記憶の逆行性喪失**

認知症が進むと、家族の顔も忘れてしまいます。記憶障害によって記憶が昔に戻り、現在の家族と記憶のなかの家族はかならずしも一致しません。家族にとってはショックなできごとですが、本人はけっして愛していないから忘れたわけではありません。たとえ顔を忘れても「大好きな人」「大切な人」という感情は残ります。

↓P28

第2法則 症状の出現強度に関する法則

認知症の症状は、**いつもそばにいる身近な介護者には強く出て、**ときどきしか会わない人などには軽く出る傾向があります。身近な人には、安心して素の自分をみせることができるためです。

近所の人に介護者の悪口を言いふらすのは、本人なりの「甘え」のひとつです。財布がみつからないとき、まっさきに疑われるのも、もっとも身近な介護者です。このことを知っていれば、疑われたショックはやわらぐでしょう。

↓P40

第3法則 自己有利の法則

自分にとって不利なことはなかなか認めません。とっさに言い訳をするものの、誤りや矛盾があり、周囲の人を困惑させます。ただ、本人にとっては、うそや言い訳ではなく、まじめに言っています。自分の能力低下を認めたくない、**自己防衛本能の現れ**です。

↓P116

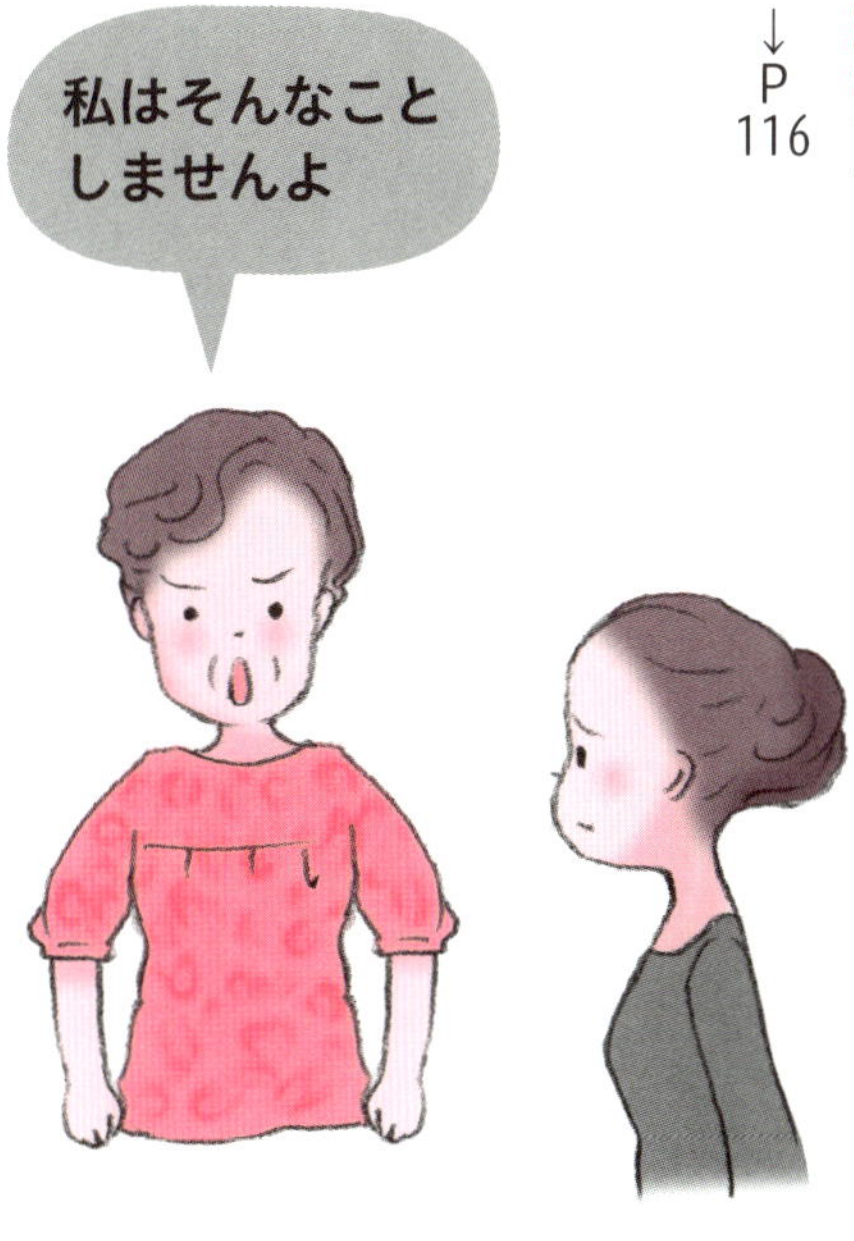

第4法則
まだら症状の法則

認知症の人は、常に症状を示すわけではありません。今食べたばかりの食事のことを忘れてしまっても、しっかりとした一面をみせることは珍しくありません。認知症の部分と健常な部分がひとりの人にまだら状に存在します。とくに、第三者の前では、急にしっかりすることもあります。

↓P50

第5法則
感情残像の法則

体験したことをすぐに忘れてしまっても、感情の営みは健常な人と同じ。目に入った光景が残像として残るように、そのときに抱いた感情は相当時間残り、認知症の人の心理や行動に影響を与えます。

↓P86

第6法則
こだわりの法則

状況に関係なく、ひとつのことにこだわり、そこから抜け出せないことがあります。収集癖（↓P110）などがその例。周囲の人が無理にやめさせようとすると、ますますこだわります。

↓P128

第7法則
作用・反作用の法則

認知症の人の反応は、介護者の対応の「鏡」です。介護者が優しく穏やかに接すると、認知症の人も、優しく穏やかに反応してくれるものです。認知症の人を強く叱ったり責めたりすると、強い反発が返ってきます。これは認知症特有の症状というわけではなく、誰でも同じように反応するものです。

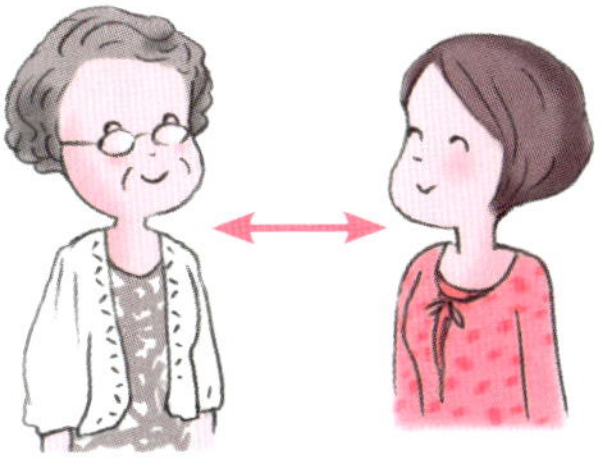

笑顔を向けられれば笑顔で返したくなる

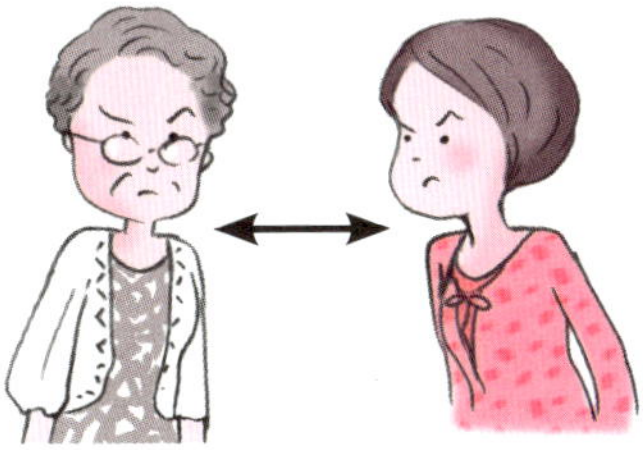

不愉快な言動をされたら、こちらも不愉快になる

ただ、認知症の人の場合、予想外の受け取られ方をすることもあります。例えば、「これ片づけて」と言ったら、「親をなんだと思っている！」と怒鳴られました。命令されたと感じたらしいのです。強い言い方を避けるとともに、本人のプライドを尊重するような言い方も大事です。

第8法則 認知症の理解可能性に関する法則

一見、わかりにくい認知症の人の行動も、本人の立場に立って考えれば、ほとんどすべてを理解できます。そのためには、認知症についてや、本人の生活歴などを知ることが重要です。

第9法則 衰弱の進行に関する法則

認知症の人の老化のスピードは非常に速く、健常な人の2～3倍です。ただし、進行の速度には個人差があります。現在、元気で活動的に過ごしている人も、数年後には状況が異なり、介護のしかたも変わってくるでしょう。今の本人と一緒にいられる時間を大切にしましょう。

→P106

今後に起こりそうなことを整理する

5-2

正しい情報を得る

認知症と診断されたら、本人や家族は不安でいっぱいになります。ここは冷静に、今後に備えましょう。まずは、認知症に対する正しい知識や情報を収集して、**現実的に今後直面するかもしれない問題を整理します。**そのうえで、自分にできること、誰かの支援が必要なことを具体的に考えていきます。認知症の初期なら、本人と相談しながら準備できることも多くあります。

正しい情報を得るためには、担当の医師はもちろん、認知症に関する本やインターネット、家族の会や公的な支援機関など、さまざまなところにあたってみます。

本人の病状や進行の具合に合わせて準備をしておけば、不安も軽くなり、本人も家族にも心がまえができるでしょう。

ひとりではつらい

認知症の人は、人とのかかわりがなくなって寂しさや孤独を感じています。同様に、**介護をする側にも、心の支えとなるよりどころは大切です。**

認知症が進むと、介護もどんどん大変な状態になっていきます。それでも周囲の理解不足、支援不足から、介護者が家族のなかでさえ、孤立してしまうことも少なくありません。

そんなときには、介護の責任をひとりで背負いこむのではなく、自分のつらさを伝え、理解してもらえる相談者をもちましょう。ひとりでがんばりすぎることが、かえって心の重荷になり、自分も体を壊したり、抑うつ状態になってしまったりすることがあります。

認知症の相談機関やショートステイなどの公的なサービスをみつけて、積極的に利用しましょう。

現状を整理する

情報を得る
憶測で行動せず、正しい知識や情報を集める

→ **どこから？**
信頼できるところから情報を得る
医師、本、家族の会*、公的支援機関、ネット（不確かな情報もあるので注意）

↓ **病気について**
認知症だけでなく、今後年齢を重ねるうえで、心身の管理をどのようにしていけばいいのか

↘ **支援について**
いずれ支援が必要になることを認める。生活面の支援をどこ（公的支援も含め）に求めるか

ほかの病気について
持病がある場合の管理をどうするか、ケガや別の病気にならないための健康管理も考える

↓ **手段を講じる**
かかりつけ医をつくる、住居をバリアフリーに改修するなど、できることはしておく

認知症について
今後どのように進行していくと予想されるか、どうすれば進行を遅らせることができるか

↓ **できなくなることを知る**
病気が進むとできなくなることを予測。支援先などを調べ、準備しておく

支援先を調べる
公的支援機関を調べる。家族、近所の人などに、いざというときの援助をお願いしておく

＊認知症の人と家族の会
本部フリーダイヤル
（平日 10 ～ 15 時）
0120-294-456
携帯電話・
スマートフォンからは、
050-5358-6578
E-mail：
office@alzheimer.or.jp
https://www.alzheimer.or.jp/

5-3

医療、福祉、費用の情報を得る

根本からの治療はないが

原因となる病気によっては治療が可能ですが、認知症じたいを治療する薬はまだありません。進行を遅らせる薬や、周辺症状に対応する薬を使います（→P149）。リハビリで脳を活性化させたり、残っている機能を生かしたりすることは、進行を遅らせる手段のひとつです。

リハビリで症状を遅らせる

リハビリはその人らしさを発揮し、生活の質を高めるためのものでもあります。

リハビリでいちばん大切なのは、本人が楽しめること。無理強いは負の感情を抱かせるだけで、いいことはありません。

昔からの趣味や役割から、本人がやりたいことを探します。料理が得意な人なら炊事の手伝いなども。ただ、得意だったことができなくなると、自尊心が傷つく場合もあります。

日ごろのようすなどから、最近興味がありそうなことを勧めるのもよいでしょう。手先が器用な人なら、粘土でのものづくりなども。「これは無理だ」「これならできそうだ」と一方的に判断せず、日ごろの会話や生活歴から探ってみます。

具体的には

リハビリには次のように、いろいろな種類がありますが、これまでの人生経験をヒントにしながら、その人に合うものを選びます。「生きがい」として楽しみながら続けることで、心の安定にもつながります。

ただし、いくら趣味といっても、車の運転はぜったいに、やめさせましょう（→P96）。

*芸術療法

手先の運動にもつながる、絵画や立体作品の制作を通して脳を刺激する療法。臨床美術士が指導する場合もある。

*音楽療法

ストレス解消にもよい。多くの施設でおこなわれ、効果が高いとされる。合唱したり、簡単な楽器で合奏したりする。昔の歌を歌うことで記憶を呼び覚ます効果もある。

*回想法

子どものころの食事や行事、道具など、共通する体験についてグループで語り合う心理療法。昔の道具や写真、風景などを見ながら話すと、話の内容がよりふくらむ。自宅で家族が昔の話を聞くだけでもよい。例えば、桜の時期に、お花見をしながら昔のようすや思い出を話してもらう。介護者はメモをとっておくとよい。

*そのほかの療法

動物とふれあう「アニマルセラピー」。香りを楽しむ「アロマセラピー」。簡単な読み書き計算をする「学習療法」などもおこなわれることがある。

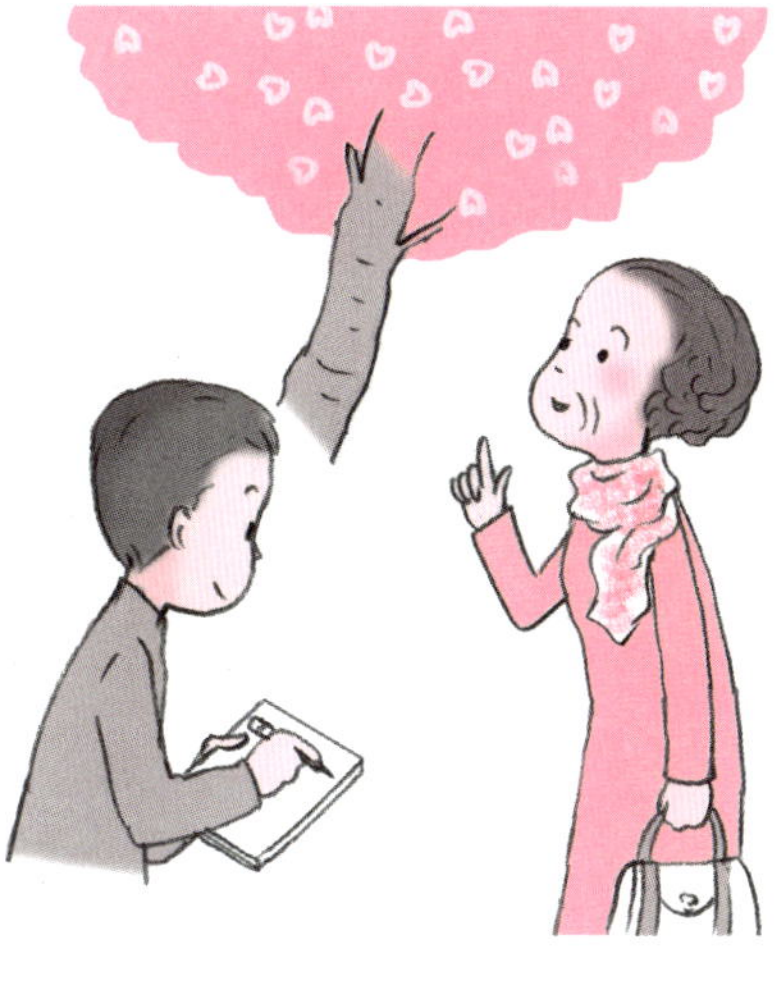

公的な制度を利用する

認知症の人を支える公的制度は、なんといっても介護保険制度です。在宅介護サービスでは、訪問介護やデイサービスの利用が多いようです。

デイサービスは、毎日自宅に閉じこもりがちな認知症の人にとっては気晴らしになり、家族もいい息抜きの時間がもてます。

なかには見知らぬ場所に連れ出されることを望まない人もいますが、スタッフやほかの認知症をもつ仲間となじむことができれば、楽しみな場所になることも多いようです。最初は乗り気でなくても、ぜひ積極的な活用を考えてみましょう。

■介護者にとっても役立つ

長い期間、じょうずに介護していくためには、介護者が「割りきって休む」ことは、とても大切です。たとえ一日数時間でも、趣味などでリフレッ

デイサービスは本人にとって

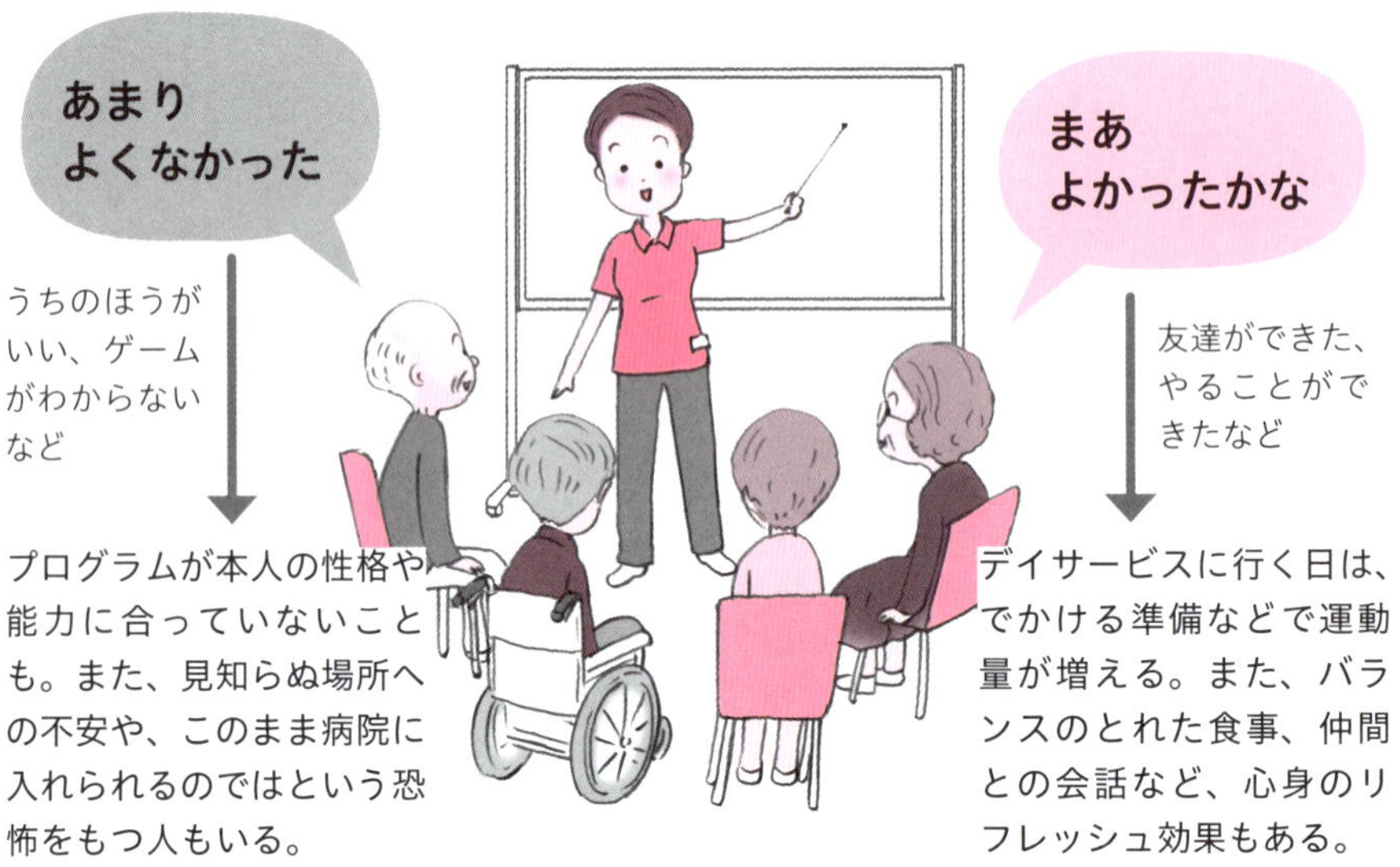

あまり
よくなかった
うちのほうがいい、ゲームがわからないなど
プログラムが本人の性格や能力に合っていないことも。また、見知らぬ場所への不安や、このまま病院に入れられるのではという恐怖をもつ人もいる。
まあ
よかったかな
友達ができた、やることができたなど
デイサービスに行く日は、でかける準備などで運動量が増える。また、バランスのとれた食事、仲間との会話など、心身のリフレッシュ効果もある。

シュできれば、デイサービスからの帰りを笑顔で迎え、優しい気持ちで介護を再開できるでしょう。

費用の悩みも見逃せない

介護には、医療費のほか、おむつなどの介護用品や福祉用具の購入費、家族が遠方にすんでいる場合の交通費などもかかります。また、介護をする人が仕事をやめれば、収入が激減します。

介護にかかわる**費用面の悩みも、公的支援の利用で軽減**できます。介護保険を申請すれば、介護サービスを低額で受けられます。

住宅改修や福祉用具の購入・レンタルにも、規定にしたがって費用が援助されます。公的な制度については、**こちらから積極的に情報を求める**姿勢が必要です。独自の支援をおこなうなど内容は自治体によって違うので、まずは行政の窓口で、申請のしかたなどを相談しましょう。

公的な支援を相談するなら

・役所や役場
介護サービスの申請補助や受理などをおこなう。

・保健所
保健福祉センター、福祉事務所、健康保健センターなど、名称は地域によりさまざま。

・地域包括支援センター
認知症の専門医療と情報提供、相談など。総合病院や精神科病院内に同様の機能をもつ認知症疾患医療センターを設置している地域もある。

・認知症カフェ
認知症の人や家族が利用できる、情報交換の場所。自治体の窓口、地域包括支援センター、インターネットなどで探す。オレンジカフェとよばれるところもある。

・その他
在宅介護支援センター、民生委員など。

5-4

薬剤師と協力して服薬を支える

のみ忘れ、のみすぎを防ぐ

認知症の進行を遅らせ、周辺症状を改善するために大切な薬。ところが、認知症はかならずといっていいほど服薬の困難を伴います。問題はおもに3つ。のみ忘れ、のみすぎ、拒否です。

本人の気持ち

・こんなにたくさんのむの?
・薬は効かないからもうのまない
・のみ忘れるから病気が治らないのか
・病気じゃないのに、なぜ薬をのむの?
・なんの病気か知らされていないのに、薬をのめと言われても、わけがわからない
・本当に効く薬はないのか

周囲は連携してサポート

家族としては「薬をきちんとのんでほしい」と思っていますが、本人の服薬が困難だからといって、介護者が全面的に管理するのはよくありません。できるうちはなるべく本人に服薬させ、周囲の人はサポートしていきましょう。

対応に困ったら、薬剤師に相談します。薬剤師は服薬におけるキーパーソンです。薬の疑問点や変更の要望は、薬剤師を通して医師に伝えてもよいでしょう。

訪問薬剤管理指導とは

医療・介護保険制度のひとつに、訪問薬剤管理指導があります。薬剤師が薬を自宅に配達し、残っ

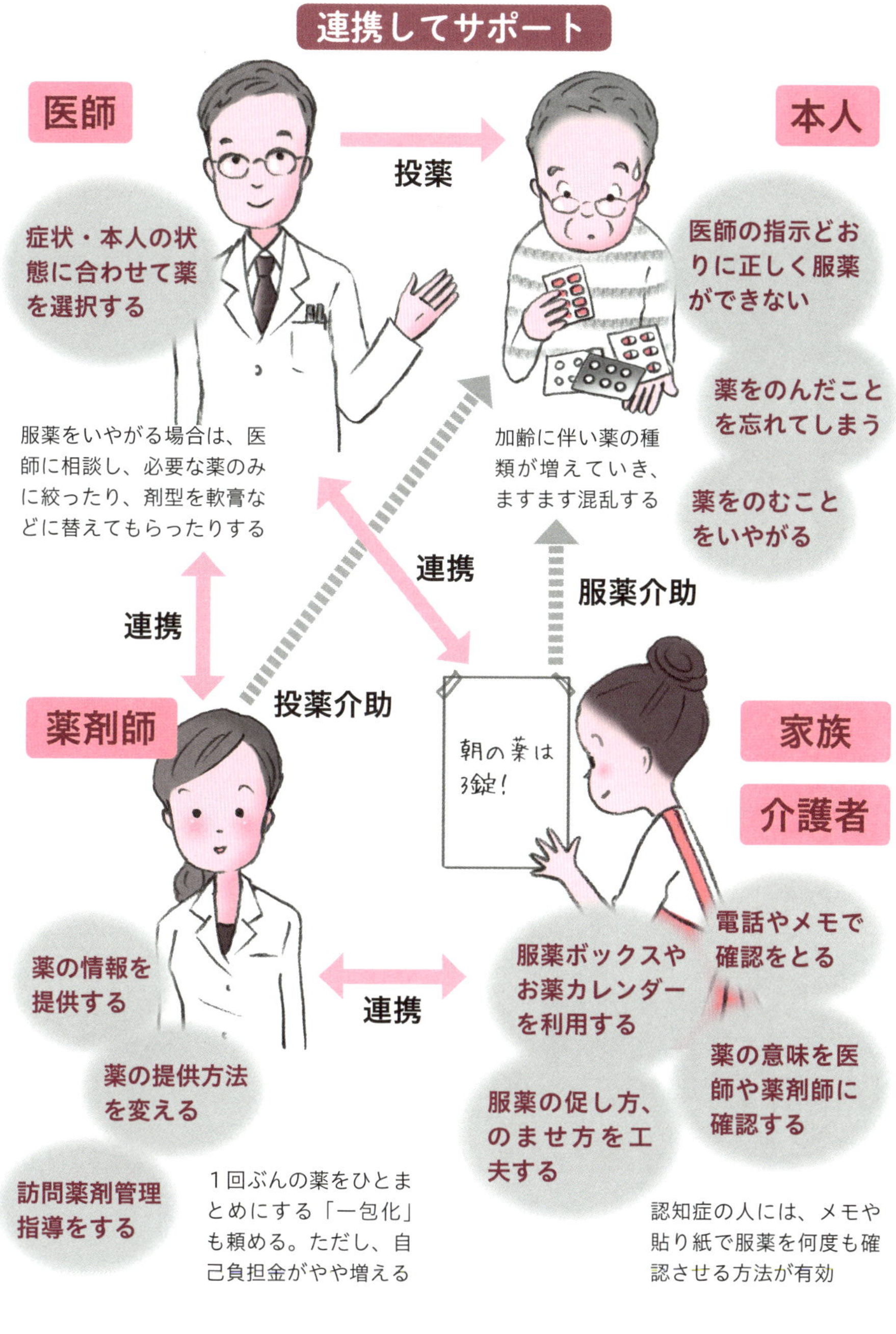
連携してサポート
医師
投薬
本人
症状・本人の状態に合わせて薬を選択する
医師の指示どおりに正しく服薬ができない
薬をのんだことを忘れてしまう
薬をのむことをいやがる
服薬をいやがる場合は、医師に相談し、必要な薬のみに絞ったり、剤型を軟膏などに替えてもらったりする
加齢に伴い薬の種類が増えていき、ますます混乱する
連携
連携
服薬介助
投薬介助
薬剤師
朝の薬は3錠!
家族
介護者
薬の情報を提供する
連携
服薬ボックスやお薬カレンダーを利用する
電話やメモで確認をとる
薬の提供方法を変える
薬の意味を医師や薬剤師に確認する
服薬の促し方、のませ方を工夫する
訪問薬剤管理指導をする
1回ぶんの薬をひとまとめにする「一包化」も頼める。ただし、自己負担金がやや増える
認知症の人には、メモや貼り紙で服薬を何度も確認させる方法が有効

ている薬などを調べて服薬状況を把握します。適切に服薬できるように工夫・指導します。

利用には、1～3割の自己負担額が発生します。

服薬の具体的な対策例

のみ忘れ

薬をのむことや量を忘れ、医師の指示どおりに正しく服薬ができない。

・服薬ボックスやお薬カレンダーを利用する
・デイサービスの利用時に服薬する
・薬をカレンダーに貼っておく
・服薬の時間に電話をする

のみすぎ

薬をのんだことを忘れて、「薬をのんでいない」と言う。

・体に支障のない市販のサプリメントを渡す（サプリメントを使用することは、あらかじめ医師に伝えておく）

薬をのむことをいやがる

薬剤師や医師に相談して、次のような対応を検討しましょう。

・薬によっては剤型を変える
・食べ物に混ぜる
・味を変える
・一度に複数の薬をのんでいる人は、1回ぶんの薬を一包化してもらう

副作用に注意を

高齢者は薬物代謝や排泄が遅いので**副作用が出やすい傾向があります。**期待される効果が得られない、副作用が出てきたといった問題が現れたら、すぐに医師や薬剤師に相談します。服薬を中止するか、ほかの薬に替えることもあります。

認知症の薬物療法

認知症の進行を遅らせる薬がいくつかあります。

認知症のおもな薬

アリセプト（ドネペジル塩酸塩）、メマリー（メマンチン塩酸塩）、レミニール（ガランタミン臭化水素酸塩）のほか、貼り薬のリバスタッチおよびイクセロン（リバスチグミン）。

妄想、暴言や暴力、興奮などで介護者の負担が大きい場合には、向精神薬を使うことがあります。また、現在、認知症には、新しい薬物療法が開発されています。

アルツハイマー病の原因のひとつに、アミロイドβという物質が神経細胞のまわりに沈着することで、脳の働きが落ちていくことがあります。もうひとつは、神経細胞の中にある神経原線維の変性です。

このうち、沈着したアミロイドβを除去する治療法が開発されました。18ヵ月間の使用で有効性が認められたとして、現場で使われています。レカネマブまたはドナネマブという薬を点滴で注入します。対象は、初期のアルツハイマー病か、軽度認知障害です。

対象が限られるとはいえ、これまでの「認知症は治せない病気」という認識が「治療可能な病気」に変わることが期待されます。

ただ、問題はいくつかあります。

問題点

1. 認知症の原因を詳細に調べなくてはならない。アルツハイマー病で、アミロイドβが沈着している人に限る治療。
2. アミロイドβの沈着を検査できる医療機関が少ない。
3. 高額。健康保険の財政を、認知症の、しかもこの治療法だけで圧迫し、現役世代の医療費負担が重くなる。
4. 18ヵ月の治験をおこなったが、認知症はその後進行しないか、それ以降の有効性は不明。
5. 神経原線維の変性という原因に効く薬は、まだ開発されていない。

杉山先生からひと言

費用対効果を考えると、デイサービスに行くほうが、よほど効果があると言わざるをえません

介護をラクにする4つのコツ

よい感情を与える対応を

本人の世界を理解して、穏やかな対応をしようと思っても、なかなか簡単なことではないでしょう。「言うことが伝わらない」「すぐに怒る」など、介護者はたいへんな思いをしていますが、本人もつらいのです。

多くの人は、介護に慣れてくれば、徐々に穏やかな介護ができるようになってきます。それまで介護者の心身がもつかどうか……。

少しでも早く介護をラクにしたいなら、認知症の「9つの法則」を思い出してください。このうち、感情残像の法則と、作用・反作用の法則に、介護をラクにするヒントがかくれています。つまり、よい感情を与えるようにしたほうが、結局、介護者をラクにするということです。

そのためのコツを4つ挙げてみましょう。

❶ほめる・感謝する

なにがあっても、失敗しても、「じょうずね」「ありがとう」の言葉を忘れずに言いましょう。

例えば、認知症の人が、洗濯物が乾いていないのに、とりこんでしまったら。「まだ乾いていないでしょ」「洗い直しになる！」と言ったら、状況が判断できない認知症の人は、「手伝ってあげたのに怒るなんて、いやな人だ」という印象をもってしまいます。「手伝ってくれてありがとう。あとは私がやりますから、お茶をのんでひと休みしてください」と言うほうがいいです。

❷同情する

話の内容が矛盾していたり、愚痴ばかりだったりしても、訂正したり、教えこんだりしないほうがいいです。「ああ、そうですか」「たいへんでしたね」と、**あいづちをうちましょう。**そのほうがラクですし、認知症の人にしてみれば、話をよく聞いてくれる人という印象になります。

❸共感する

話の終わりに**「よかったね」**をつけ加えます。例えば「ご飯がおいしかったの。よかったね」という具合です。「雨があがって晴れましたよ。よかったね」など、話の内容がなぜよかったのか、言うほうがわからなくてもかまいません。言いつづけることで共感の気持ちが伝わり、認知症の人は穏やかになってくるはずです。

これは①のほめる・感謝する、②の同情する、よりも実行しやすいでしょう。

❹謝る・事実でなくても認める・演技する

認知症の人の世界を想像することで理解を進めてもらったように、本人の記憶になければ本人にとって事実ではありません（→P16）。

認知症の人にとっての事実は、周囲の人にとっての事実ではなく、本人が思いこんだことです。いくら事実ではないと言っても、通じません。かえってこだわりが強くなって混乱するだけです。

例えば「ご飯を食べていない」と言うなら、本人の**思いこみをいったん受け入れて、**「ごめんなさい。今したくをしているので、もう少し待っていて」と言うほうが、波風が立ちません。

「そんなうそはつけない」という人は、本人の世界のなかで**俳優になって演技をしましょう。**

本人が存在しているであろう時代や状況を想像してみます。その場面に合うシナリオを考え、相手役を演じます。ときには悪役、ときには正義のヒーローに扮します。

感情残像の法則にあるように、残る感情はよい感情であるほうが、介護が早くラクになります。

■演技のしかたの例①

夜中に部屋から大声で「助けて！」と聞こえました。「部屋に犬が入ってきた」と妄想が始まりました。

↓介護者は助けにきた人

妄想だと受け入れ、その場で「わかった！　犬が入ってきたのね。みつけて追い出してくるわ！」と演技をしましょう。少しして「私が追い出したから、もう大丈夫！」と言えば、安心します。

■演技のしかたの例②

ヘルパーさんの顔がわからなくなり、突然「どちらさまでしたか？」と言い出し、ヘルパーさんは困ってしまいました。

↓ヘルパーさんはお友だち

知らない人が家にいることが不安なのでしょう。ヘルパーさんだと説明するより、笑顔で「お友だちが遊びに来てくれたのよ」と言うことに。ヘルパーさんにも演技をしてもらいます。

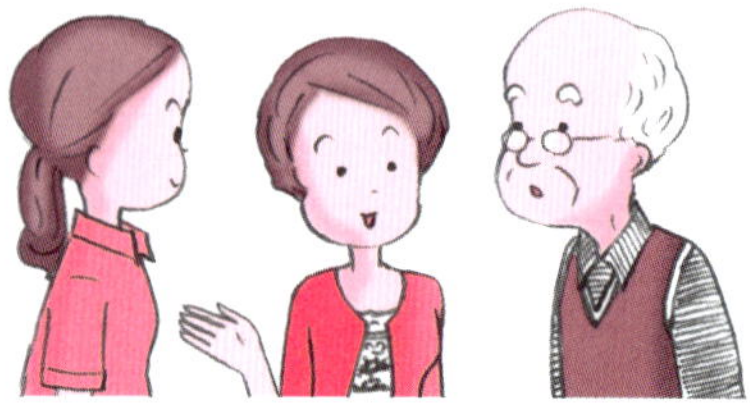

「誰？」と不安そうなので、
お友だちということにした

5-6

施設入所に罪悪感はもたなくていい

心理的なハードルはある

昔は、認知症の家族がいても、「家の恥をさらすな」と身内から言われ、外部に相談することもできませんでした。今では「親を施設に預けるなんて」と言う人は少なくなりましたが、家族の気持ちとして、「本当に施設に入れていいのだろうか」と罪悪感をもつ人はいます。施設入所に心理的なハードルがあるのは確かです。

自宅でみたいなら、工夫と努力で可能です。

しかし、核家族化が進み、家庭での介護は配偶者など、**ひとりの手に負担が集中しがち**です。介護者が共倒れになっては元も子もありません。また、認知症の人にとって**自宅にいるのがいいとは言いきれません。**家族がケンカばかりしていては、認知症が悪化します。

社会がみるべき

例えば、子どもの保育は保育所、教育は小中学校など、教育は社会化されています。子どもをもつことはプライベートなことですが、成人するまで家族だけで育てろとは言われません。医療も看護も同じように社会化されています。介護は社会化されなかった最後の領域です。

ようやく介護も社会化されてきました。認知症は社会の大きな問題なので、社会でみなければなりません。ですから、**介護サービスを利用するのは、まったく悪いことではない**のです。

5-7

家族の心理は変化していく

やがて認知症を受け入れる

親や配偶者などが認知症になったときは、誰でもとまどいます。医師から「認知症」と診断されても、なかなか信じがたいものです。混乱のなか、先の見えないトンネルに迷いこんだような不安にとらわれる人も多いでしょう。

介護者は**介護経験を重ねながら4つのステップをたどる**といわれています。最初のとまどいからもっともつらい時期を経て、認知症の人のありのままを、家族の一員として受け入れます。

■ステップ1「とまどい・否定」

それまでは通常の生活を送ることができていたぶん、「いったいどうしたのか」「そんなはずはない」ととまどい、悩み、否定する。家族だけでかかえこみ、受診をしりごみする時期でもある。

■ステップ2「混乱・怒り・拒絶」

認知症の症状が進むにつれて、家族じゅうが振り回されるようになる。病気の理解が不十分なため、混乱し、いらだち、認知症の人を拒絶する。もっともつらく、心身の支えを必要とする時期。

■ステップ3「あきらめ・割りきり」

いらだちや拒絶をくり返すうち、家族は「いくら怒ってもしかたない」と、あきらめや割りきりの気持ちをもつようになる。

しかし、新たな症状が出てくると、ステップ2に逆戻りすることもある。

■ステップ4「受容」

認知症のさまざまな症状と向きあい、理解を深めていくと、しだいに受け入れることができるようになる。認知症の人の心理を自分自身に投影し、あるがままの本人を受容する。この段階になると、認知症の人のよい点に目が向き、これからも共に生きていきたいと願うようになる。

誰もがたどるステップ

4つのステップは、**どの介護者も、かならずたどります。**認知症の介護をつらく感じる人とそうでない人の違いは、今いる段階の違いです。つらく感じる時期を過ぎれば、自然と受け入れられるようになります。

ただ、これらのステップを経過するスピードは、人や状況によって違います。ステップ1から3の期間を早く乗り越え、受容に至る人もいます。

4つのステップがあると知っていれば、早くステップ4にたどりつくことができて、ラクになります。できるだけ早く、苦しい段階を脱して受容のステップに至るには、認知症を正しく理解し、介護のコツを知ること。介護者が余裕をもてば、認知症の人と介護者の関係は質的に変わります。

いずれかけがえのない日々に

介護は先の見えないトンネルにたとえられますが、けっして出口がないわけではありません。かならず終わりがやってきます。**終わってからではなにもできません。**介護の日々が、いつか自分自身の糧《かて》になると考えて、今できることに向き合っていきましょう。

介護者自身の健康管理を大切に

ひとりでかかえこまない

介護者の多くは、疲労や睡眠不足に悩んでいます。誰にも理解や協力を得られない、自分の自由な時間がもてないといった状況は、大きなストレスとなって、介護者にのしかかります。介護者にいちばん気をつけてもらいたいことが「共倒れ」です。介護にはストレスや疲れ、不満がつきものです。それらを自覚し、発散することが必要です。

■ 対応のヒント

＊ストレスを発散できる場をもつ

公的制度を利用しても、心理的な負担はなかなか軽減されない。また、利用に対する罪悪感がある場合も。介護仲間や友人と話したり、趣味や仕事などの自分の世界を大切にしよう。

・介護仲間をつくる

・趣味や仕事を続ける

＊心配ごとを減らす

認知症の人のこと以外にも、家庭や仕事での心配はつきない。ひとりでかかえこまず、誰かに助けてもらうことも考えよう。

・人に頼る

＊割りきる気持ちもアリ

認知症の人の世界は、決まりごとや常識から外れた場所にある。考え方を変えてみよう。

・認知症の知識を得る

・体験談を聞く

自分の限界を知っておく

介護者は、とかく自分のことは後回しにしがちです。「まだ大丈夫」「病気なんて無縁」という思いこみは危険。日ごろから生活習慣に気をつけ、自分の限界を知り、体調の異変を無視しないようにします。よい介護のためにも、まず**自分が健康であり、**心の余裕をもつことが大切です。

■対応のヒント

＊体の使い方を覚える

介護者には腰痛や肩こりを訴える人が多い。これらは無理な姿勢や筋肉の使い方が原因。介護者はあらかじめ、研修や講座などで、体の使い方を学んでおこう。

・重心を安定させる
・てこの原理を使う

＊生活リズムを整える

認知症の人と暮らしているとなかなか難しいものだが、自分の食事と睡眠には気を配る。

・食事時間と量を一定にする
・栄養バランスに気を配る
・睡眠時間を確保する

＊持病の管理を怠らない

持病を甘くみず、じょうずに付き合おう。健康な場合でも、年に1度は健康診断を受ける。

・服薬、通院を欠かさない
・健康診断を受ける
・自己管理をきちんとする

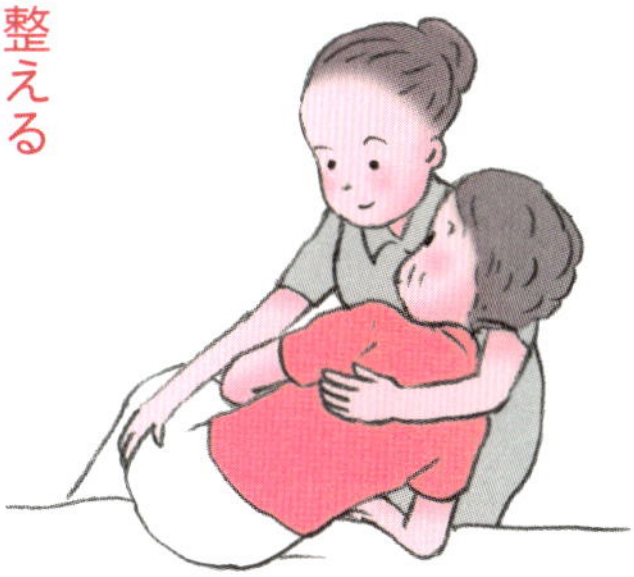

太ももや尻など、大きな筋肉を使って本人を持ち上げる

あとがき

高齢者の数が増えるとともに、認知症の人も増えてきました。福祉施設も増えていて、認知症高齢者向けのグループホームも数が増え、介護保険ができたおかげで入りやすくなりました。ただ、需要と供給の関係でみると、施設が足りていないことはわかります。入所を待っている人もいるでしょう。しかし、施設の数を増やせばいいとは一概には言えません。施設の数を増やすと、結果的に介護保険料が高くなります。国の予算で、といっても、もとは税金です。保険料を増やすのは、次の世代に負担を残すだけです。

施設に入るのは、本人の希望より介護者の事情であることがほとんどです。ただ、気軽に入所させられないのは、量だけでなく質の問題もあります。介護サービスの質が高くなって、はじめて家族は安心してサービスを利用できます。

介護はまだ科学として確立していないと思います。例えば、看護は戦後に看護学としてスタートしました。介護も学問として確立させ、社会に認められるようになる必要があります。介護の倫理も確立することが必要でしょう。

とくに、認知症は医療と介護だけでは対応できない問題を含んでいます。社会全体、まずは認知症の人がすんでいる地域で本人と家族を支えていくことが重要です。そのための取り組みはいくつもあり、「認知症サポーター」もそのひとつです。認知症サポーターは、認知症を理解して、本人と家族を見守る応援者です。警察官も認知症サポーターの養成講座受講が義務付けられているので、徘徊などの心配があるなら地元の交番に伝えておきましょう。

認知症の高齢者の介護はたいへんです。心理的負担を軽くするのは、専門職からのアドバイスです。友人、知人はもちろんですが、専門職からのアドバイスは有力な判断材料になります。電話相談、メール相談などは、気軽にできるでしょう。地域包括支援センター、保健福祉センターのほか、日本介護支援専門員協会、司法書士などの専門団体や専門家にも相談できます。認知症カフェや家族の会のつどいなどにも参加してみましょう。同じ悩みを共有し、相談できる仲間をみつけるだけで心は軽くなり、毎日の介護も少し気がラクになります。

ひとりで悩まず、かかえこまず、まず相談しましょう。気力だけでは認知症の高齢者の介護は続けられません。介護は社会全体の課題です。困ったときには、ではなく、困る前に、社会に向けて門を開き、支援を求めましょう。

杉山孝博

健康ライブラリー

認知症《にんちしょう》の人《ひと》の気持《きも》ちと行動《こうどう》がわかる本《ほん》

2025年4月22日 第1刷発行

監　修	杉山孝博（すぎやま・たかひろ）
発行者	篠木和久
発行所	株式会社 講談社 東京都文京区音羽２丁目-12-21 郵便番号　112-8001 電話番号　編集　03-5395-3560 販売　03-5395-5817 業務　03-5395-3615
印刷所	株式会社 KPS プロダクツ
製本所	株式会社国宝社

N.D.C. 493　159p　21cm

KODANSHA

ISBN978-4-06-539177-8

■監修者プロフィール

杉山孝博（すぎやま・たかひろ）

1947年愛知県生まれ。川崎幸クリニック院長。社会医療法人財団石心会理事長。公益社団法人認知症の人と家族の会神奈川県支部代表。公益社団法人日本認知症グループホーム協会顧問。公益財団法人さわやか福祉財団評議員。東京大学医学部附属病院で内科研修後、川崎幸病院で地域医療に取り組む。1998年、同病院の外来部門を独立させて川崎幸クリニックを設立し、院長に就任、現在に至る。主な著書・監修書に『認知症の９大法則 50症状と対応策』（法研）、『認知症・アルツハイマー病　介護・ケアに役立つ実例集』（主婦の友社）など。テレビ、ラジオ出演のほか、ＤＶＤや映画の医学監修もつとめる。

●編集協力　オフィス201（新保寛子）
●カバーデザイン　村沢尚美（NAOMI DESIGN AGENCY）
●カバーイラスト　小林裕美子
●本文デザイン　南雲デザイン
●本文イラスト　小林裕美子

＊本書は小社から刊行された『認知症の人のつらい気持ちがわかる本』（2012年刊行）および『認知症の人の不可解な行動がわかる本』（2014年刊行）に加筆・再編集したものです。